実践
高次脳機能障害の
みかた

小林俊輔 ● 編著
福島県立医科大学脳神経内科学講座准教授

中外医学社

■執筆者一覧 (執筆順)

西尾慶之 東京都立松沢病院精神科・神経内科医長

丹治和世 神経研究所晴和病院精神科

浜田智哉 臨床福祉専門学校言語聴覚療法学科学科長

東山雄一 横浜市立大学神経内科学・脳卒中医学

田中章景 横浜市立大学神経内科学・脳卒中医学主任教授

飯塚 統 東北大学大学院医学系研究科高次機能障害学分野非常勤講師

早川裕子 横浜市立脳卒中・神経脊椎センターリハビリテーション部担当係長

小林俊輔 福島県立医科大学脳神経内科学講座准教授

二村明徳 昭和大学内科学講座脳神経内科学部門助教

小野賢二郎 昭和大学内科学講座脳神経内科学部門主任教授

鐘本英輝 大阪大学大学院医学系研究科精神医学分野助教

數井裕光 高知大学医学部神経精神科学教授

成田 渉 東北大学大学院医学系研究科高次機能障害学分野助教

太田久晶 札幌医科大学保健医療学部作業療法学科教授

菊池雷太 汐田総合病院神経内科科長

赤池 瞬 亀田メディカルセンター神経内科

渡部宏幸 大阪大学行動神経学・神経精神医学

津本 学 東京高輪病院神経内科部長

船山道隆 足利赤十字病院神経精神科部長

馬場 徹 仙台西多賀病院脳神経内科医長

序 文

　本書はとかく難しいと思われがちな神経心理学や高次脳機能障害学と呼ばれる領域について，さまざまな症候のイメージをつかみ，その本質を理解していただくことを目指した．背景にある歴史的・理論的な枠組みについても限られたスペースの中で理解してもらえるように配慮した．対象とする読者としては神経心理学に興味のある初学者，実際に高次脳機能障害の診療をする機会がある一般臨床医などを想定して編集されている．

　各章の冒頭にはベッドサイドで試してみる評価法と，言語療法士に依頼して検査室で評価してもらう検査がまとめてある．その一部は簡易検査法としてダウンロードしてすぐに使えるよう online material として収載している．これはあくまで簡易版だが，評価法がよくわからないという方にとって臨床場面での一助となれば幸いである．各章の本文には実際の症例が呈示されていて検査方法が解説されている．また，百聞は一見に如かずというが失語や発語失行の症例の音声データや失行の動画などを online material に収載している．本文の症例呈示と合わせてご覧いただければ具体的なイメージがつかめるだろう．

　高次脳機能は失語，失行，失認など，認知ドメインと呼ばれる要素に分解できる．その中には階層的な関係をもつドメインもあれば並列的な関係のドメインもある．興味のある章から開いてみていただいてよいのだが，高次脳機能の全体を俯瞰して大局的な理解とアプローチをするために初学者の方にはまず第1章「認知機能の診察と所見の解釈」を読んでいただくことをお勧めする．そのうえで第2章から第15章をお好きな順番に読んでいただくと，さまざまな部位の脳損傷で出現する多彩かつ不思議な臨床症候に巡り合い，学ぶことができるだろう．

　本書の執筆にご協力いただいたのは高次脳機能障害の臨床の第一線で活躍している専門家で，特に脂の乗った旬の年代の方々に執筆をお願いした．近年，神経心理学の教科書は多く出版されているが，本書は「教科書的」な記載にとどまらず，血気盛んな著者達の意気込みと思い入れが記述の隙間に垣間見られるのを感じていただけるのではないかと思う．神経心理学は生きた学問であり，症例との出会いとインスピレーションによって創造されていくべき学問だと思う．本書で「最近の研究」を取り上げたのは，伝統から学びながら力強く

学問を進歩させるために，各章の著者の興味を読者に伝え，未来志向の神経心理学をイメージしていただくことを意図している．本書をきっかけに一人でも多くの読者がこの分野に興味を持っていただければ望外の喜びである．

　本書は多くの方々の支えで完成した．中外医学社の鈴木真美子氏と小川孝志氏には企画から発刊まで辛抱強く励ましご尽力いただいた．二村美也子氏には言語療法士の立場から日常臨床の他に本書についても何かと相談にのって頂いた．宇川義一名誉教授には臨床，研究の両面からご指導いただいた．この場を借りて厚くお礼申し上げます．本書は企画の段階で西尾慶之氏と東山雄一氏から多くの助言を頂き，その後も担当章の執筆に加えて多くの原稿をみて頂いた．両氏の友情と熱意に深く感謝する．

　　　　2019 年 10 月

　　　　　　　　　　　　　　　　　　　　　　　　　小 林 俊 輔

目　次

Chapter 1　認知機能の診察と所見の解釈　〈西尾慶之〉　1

1．はじめに: 認知機能の評価を日常診療のルーチンに加える ……………… 1
2．認知ドメイン（cognitive domains） ………………………………………… 2
3．認知ドメイン間の依存関係と症状-病巣対応 ……………………………… 3
　　A．言語と視覚認知の関係 …………………………………………………… 4
　　B．記憶と他の認知ドメインの関係 ………………………………………… 5
　　C．遂行機能 …………………………………………………………………… 5
　　D．病変-脳部位対応のよい言語症状と悪い言語症状 …………………… 7
　　E．視覚認知の障害: what の障害と where の障害 ……………………… 8
　　F．注意 ………………………………………………………………………… 9
4．認知機能評価の実際:
　　救急室における評価と一般外来/病棟における評価 …………………… 11

Chapter 2　失語症　〈丹治和世〉　15

1．はじめに ……………………………………………………………………… 16
2．言語の成り立ちについて …………………………………………………… 18
3．失語症とは何か ……………………………………………………………… 21
4．現在の Broca 失語，Wernicke 失語，伝導失語 ………………………… 25
5．概念にまつわる障害 ………………………………………………………… 27
6．症候の実際 …………………………………………………………………… 31
7．診察の仕方 …………………………………………………………………… 36
8．病巣の記述 …………………………………………………………………… 40

Chapter 3　失読・失書　〈浜田智哉，東山雄一，田中章景〉　45

1．はじめに ……………………………………………………………………… 45

i

2．読み書き障害の神経学的分類 ·· 46
　　　A．非失語性・孤発性の失読/失書 ·· 47
　　　B．失語性失読/失書 ·· 52
　　　C．その他の高次脳機能障害による二次的な読み書き障害 ············ 52
　　3．読み書きの認知神経心理学的分類 ·· 53
　　　A．表層失読/失書 ··· 54
　　　B．音韻失読/失書 ··· 54
　　　C．深層失読/失書 ··· 55
　　4．日本語の読み書きモデル ··· 55
　　5．検査方法 ·· 56
　　6．最近の研究 ··· 56

Chapter 4　発語失行　　　　　　　　　　　〈飯塚　統〉 61

　　1．はじめに ·· 61
　　2．AOS の概念，症候学の特徴 ·· 62
　　3．AOS を起こす疾患，病巣対応 ·· 63
　　4．症候の実際 ··· 65
　　5．検査方法 ·· 66
　　6．最近の研究 ··· 68

Chapter 5　失行とその周辺症候　　　　〈早川裕子，小林俊輔〉 71

　　1．はじめに ·· 72
　　2．症候の概念，分類，症候を起こす疾患，病巣対応 ························· 73
　　　A．症候の概念 ··· 73
　　　B．症候の分類 ··· 74
　　　C．症候を起こす疾患 ··· 78
　　　D．症候の病巣対応 ·· 78
　　3．症候の実際 ··· 79
　　4．検査方法 ·· 81
　　5．最近の研究 ··· 82

Chapter 6　聴覚性失認　　〈二村明徳，小野賢二郎〉　85

1．はじめに ·· 85
2．どのようなときに疑うか ·· 86
3．両側の側頭葉に脳梗塞を発症し純粋語聾となった症例 ······· 88
4．聴覚性失認の検査の進め方 ·· 89
　　A．純音聴力検査と語音聴力検査 ······························· 89
　　B．失語症検査 ·· 89
　　C．環境音認知検査 ··· 90
　　D．失音楽症の検査 ··· 91
5．聴覚性失認の分類 ··· 91
6．聴覚性失認の特徴 ··· 92
　　A．皮質聾 ··· 92
　　B．純粋語聾・言語性聴覚性失認 ······························· 92
　　C．環境音失認・環境音認知障害 ······························· 93
　　D．感覚性失音楽症 ··· 93
7．電気生理学・画像的検査 ·· 94

Chapter 7　構成障害　　〈鐘本英輝，數井裕光〉　97

1．はじめに ·· 97
2．症候の概念，分類，症候を起こす疾患，病巣対応 ············· 98
　　A．構成障害の概念 ··· 98
　　B．構成障害の病巣と疾患 ·· 99
3．検査方法 ·· 99
　　A．手指行為の模倣 ··· 99
　　B．単純な図形模写 ··· 99
　　C．複雑な図形模写 ·· 100
　　D．視覚認知の全般的な評価 ····································· 102
　　E．組み立て課題 ·· 102
4．症候の実際 ··· 103
5．最近の研究 ··· 108
6．おわりに ·· 109

iii

Chapter 8　視覚性失認，カテゴリー特異的失認〈成田　渉，西尾慶之〉111

1. はじめに　111
2. 視覚情報処理の神経生理学　112
3. 視覚性失認　115
    A. 統覚型（知覚型）視覚性失認　115
    B. 連合型視覚性失認　116
    C. 統合型視覚失認　118
    D. カテゴリー特異的視覚性失認　119
4. 視覚対象認知の評価　120
    A. 主訴，病歴の聴取　120
    B. 診察　120
    C. 検査　122
5. 症候の実際　125

Chapter 9　半側空間無視　〈太田久晶〉129

1. はじめに　129
2. 症状の概念，分類，症状を起こす疾患，病巣対応　130
    A. 症状の概念　130
    B. 症状の分類　131
    C. 症状を起こす疾患　133
    D. 病巣対応　133
    E. 鑑別症状　134
3. 症候の実際　136
4. 検査方法　140
    A. ベッドサイドでの評価　140
    B. 机上検査　141
    C. ADL 評価　145
5. 最近の研究　145
    A. パソコンを用いた検査方法　145
    B. 線維連絡に基づいた病巣分析　146

Chapter 10 地誌的失見当 〈菊池雷太，赤池　瞬〉149

1．江戸一目図 149
2．地誌的失見当 150
3．地誌的失見当にかかわる脳部位 152
4．楔前部と後部帯状回 153
5．評価方法 153
6．症候の実際 154
7．まとめと今後の展望 156

Chapter 11 病態失認 〈小林俊輔〉157

1．はじめに 157
2．症候の概念 158
3．片麻痺に対する病態失認 158
4．盲・聾に対する病態失認（Anton 症候群） 159
5．失語に対する病態失認 160
6．認知症における病態失認 161
7．病態失認の病態 161
　A．全般性認知機能障害説 161
　B．感覚入力遮断説 161
　C．注意障害説 162
　D．運動企図仮説 162
8．検査方法 162
9．最近の研究 164

Chapter 12 記憶障害 〈渡部宏幸，西尾慶之〉167

1．はじめに 167
2．記憶・記憶障害の分類 168
　A．保持時間の長さによる記憶の分類: 短期記憶と長期記憶 168
　B．記憶の内容による長期記憶の下位分類 168
　C．時期によるエピソード記憶障害の分類 170

v

3．エピソード記憶の検査方法 ･･ 171
  A．記憶を評価する際の注意点 ･･･････････････････････････････････ 171
  B．簡易評価 ･･ 171
  C．精査用記憶バッテリー ･･････････････････････････････････････ 174
4．エピソード記憶障害の神経基盤と関連病態 ･･････････････････ 175
  A．海馬およびその周囲の内側側頭葉構造 ･････････････････ 175
  B．間脳 ･･ 176
  C．前脳基底部 ･･･ 177
  D．脳梁膨大部後域 ･･･ 178
5．その他の記憶障害 ･･･ 178
  A．Alzheimer 病における記憶障害 ････････････････････････ 178
  B．側頭葉てんかんにおける記憶障害 ･･････････････････････ 178
  C．解離性健忘 ･･･ 179
  D．作話 ･･ 179
6．症候の実際 ･･ 180
7．最近の研究 ･･ 182
  A．エピソード記憶の情報処理における海馬内の機能的差異 ･･ 182
  B．場所細胞（place cells）と格子細胞（grid cells）･････････ 183

Chapter 13　認知症　　　　〈津本　学，小林俊輔〉 185

1．はじめに ･･･ 186
2．症候の概念，分類 ･･ 186
  A．症候の概念 ･･･ 186
  B．認知症の分類 ･･･ 188
3．検査方法 ･･･ 189
  A．問診 ･･ 189
  B．スクリーニング検査 ･･････････････････････････････････････ 191
4．症候の実際 ･･ 194
  A．記憶障害が目立つ認知症 ･････････････････････････････････ 194
  B．注意・遂行機能の障害が目立つ認知症 ･･･････････････ 195
  C．幻視が目立つ認知症 ･････････････････････････････････････ 198
  D．言語の障害が目立つ認知症 ･････････････････････････････ 199

E．行動障害が目立つ認知症 ································· 202

5．最近の研究 ·· 203

Chapter 14 　脳梁離断症候群 〈東山雄一，田中章景〉205

1．はじめに ··· 206
2．症状の概念，分類，病巣対応，症状を起こす疾患 ········ 207
　A．症状の概念 ·· 207
　B．症状の分類と病巣対応 ·· 209
　C．症状を起こす疾患 ·· 216
3．症候の実際 ·· 216
4．最近の研究 ·· 217
5．おわりに ··· 220

Chapter 15 　前頭葉症候群 〈船山道隆〉223

1．両側前頭前野損傷例の特徴 ······································ 223
2．症候の概念，病巣対応，症候を起こす疾患 ················· 225
　A．前頭葉は行為・行動に関わる ································ 225
　B．背外側部，内側部，眼窩部にそれぞれの機能がある ·· 226
　C．症候を起こす疾患 ·· 226
3．症候の実際 ·· 227
　A．背外側部損傷 ·· 227
　B．内側部損傷 ··· 230
　C．前頭葉眼窩部 ·· 233
4．検査 ··· 236
　A．遂行機能障害症候群の行動評価（BADS） ··············· 237
　B．ウィスコンシンカード分類検査 ···························· 237
　C．Frontal Assessment Battery（FAB） ···················· 237
　D．Trail Making Test ··· 237
　E．Stroop Test ·· 237
　F．流暢性課題 ·· 237
5．最近の研究 ·· 238

vii

Chapter 16	神経疾患に関連する情動障害および行動異常
	〈馬場　徹, 小林俊輔〉 241

1．はじめに ……………………………………………………………… 241

2．症候の概念と分類 …………………………………………………… 242

3．症候を起こす疾患，病巣対応 ……………………………………… 243

4．症候の実際 …………………………………………………………… 244

5．情動障害・行動異常の検査法 ……………………………………… 247

6．最近の研究 …………………………………………………………… 249

＞付録 DATA—Online Material 素材一覧表— …………………………… 253

索引 ……………………………………………………………………… 259

本書の動画・音声・資料視聴方法

1. 下のスクラッチを削って本書のシリアルコードを取得してください．

    実践 高次脳機能障害のみかた

2. 次のいずれかの方法で，中外医学社ホームページ内の「動画閲覧・ファイルダウンロード」ページにアクセスしてください．
    - 中外医学社ホームページ（http://www.chugaiigaku.jp/）にアクセスし，「動画閲覧・ファイルダウンロード」のバナーをクリックしてアクセス．
    - 「動画閲覧・ファイルダウンロード」ページのURL（http://chugaiigaku.jp/movie_system/video/m_list.html）を直接入力してアクセス．
    - スマートフォンなどで下のQRコードを読み取ってアクセス．

3. 「ベッドサイドからはじめる高次脳機能障害のみかた」の表紙画像左横のラジオボタンを選択してください．

4. シリアルコード欄に取得したシリアルコードを入力し，「>確定」をクリックしてください．

5. 御覧になりたい動画番号をクリックし，再生ボタンをクリックすると動画が再生されます．

6. Online Material 素材は本文中で以下の通り色分けしてあります．
    >付録 DATA 資料ファイル　　**>付録 DATA** 動画・音声ファイル

Chapter 1
認知機能の診察と所見の解釈

Key Words
認知ドメイン，機能の階層性，症状−脳部位対応，
注意障害

認知機能の評価法

> **検査室**
> 1. MMSE
> 2. NIHSS
> **>付録 DATA** 01-01

---

1. はじめに: 認知機能の評価を日常診療のルーチンに加える

　神経疾患，精神疾患の一般診療に携わっている臨床家が，認知障害を有する患者に会わない診療日は珍しい．突然発症の右上下肢麻痺を主訴に高齢の患者が救急室を訪れた．その患者に今いる場所を尋ねたが，その返答は意味不明であった．意識障害だろうか？　失語だろうか？　それとも以前からあった認知症の影響だろうか？　半年前からの意欲の低下を主訴に50歳代後半の患者が外来にやってきた．うつだろうか？　認知スクリーニングテストは30点満点中26点．うつによる認知機能の低下だろうか？

JCOPY 498-32844

1

しかし大脳疾患の可能性も否定できない.

　このような悩みの大部分が,認知機能の診察と所見の解釈についての知識を身につけ,それを実践することで解決されるだろう.日常診療には様々な物理的制約がつきものなので,すべての患者に網羅的で完全な認知機能評価を行うことはできない.必要最低限の評価項目をケース毎に選択し,所見を的確に解釈する「まとめの能力」をもてば,認知機能の評価を日常診療のルーチンに加えることはさして厄介なことではない.本章の目指すところは,後の章で解説される各論的な知識を実地臨床において活用するために必要な「まとめの能力」(総論的知識)の提供である.

2. 認知ドメイン (cognitive domains)

　神経学的診察では,脳神経,運動,感覚,自律神経などの機能ドメインに分けて評価を行うのが一般である.認知機能の診察でもいくつかのドメインを設定し,それらをひとつずつ評価すると効率的な診察ができ,所見

表1 5つの認知ドメインとその障害の一覧

認知ドメイン	サブドメイン	対応する障害
言語	構音	失構音/発話失行[*1]
	音韻	伝導失語(発話面の障害)[*2] 語聾(受容面の障害)[*2]
	意味	語義失語/意味記憶障害
視覚認知	対象・物体認知	視覚失認
	空間認知	視覚性注意障害/同時失認 半側空間無視
記憶		記憶障害/健忘
遂行機能		遂行機能障害
(汎性)注意		注意障害

[*1] 失構音/発話失行は, Broca失語の部分症として現れることが多い.

[*2] 発話,言語受容における音韻の障害はWernicke失語の部分症である.

の解釈もしやすい．認知機能をいくつのドメインに分けるべきかについての唯一の正解というものはないが，ここではシンプルさを優先して言語（language），視覚認知（visual cognition），記憶（memory），遂行機能（executive function），注意（attention）の5つのドメインに分ける 表1．さらに，言語については構音，音韻，意味の3つサブドメインを，視覚認知には対象認知と空間認知の2つのサブドメインを設定することにする．

本書の目次をご覧いただくとわかるとおり，上に掲げた5つの認知ドメインだけではすべての認知機能をカバーしきれていない．これは網羅的であることよりも理解の容易さを優先したことの帰結である．より網羅的なリストにこだわるなら，「行為（praxis）」[この機能の障害が失行（apraxia）に対応する]を加えてもよいし，言語のサブドメインに「読み（reading）」，「書字（writing）」のサブドメインを追加してもよい．シンプルな考え方でスタートし，経験を重ね，学習を深めながらよりドメインの細分化や追加ドメイン設定をしていくとよいだろう．

3. 認知ドメイン間の依存関係と症状-病巣対応

各認知ドメインは互いに独立して機能するのではなく，相互に依存・協調して機能している．したがって，あるひとつの認知ドメインを評価するつもりで診察・検査を行っても，その所見や結果には他の認知ドメインの状態もあわせて反映されている．認知機能の診察を行う際には大雑把でもよいからすべてのドメインを評価し，認知機能の全体像を把握することを心がけたい．診察所見の解釈には各認知ドメイン間の依存関係についての事前知識が必須である．異なる認知ドメイン間の関係が階層的（上下）関係にあるのか，並列的である程度の独立した関係にあるのかに着目すると診察所見の解釈が容易になる 図1．また，各認知ドメイン間の影響の方向性にも着目する必要がある．例えば，注意機能の状態が他の認知ドメインに影響を及ぼすことはあっても，他の認知ドメインの状態が注意機能に影響を及ぼすことはない 図1．多くの場合，認知ドメイン間の関係は一方通行である．

認知機能の評価と解釈の後にすべきことは，患者脳の中で病巣がどのように広がっているかについての推測である．この作業に必要となるのが症状と病巣の対応関係についての知識である．これは健常脳における機能

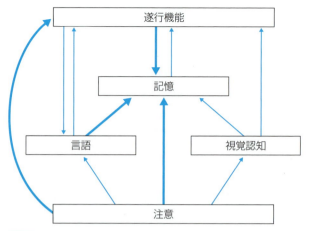

図1 認知ドメインの依存関係
矢印の方向は，影響の方向を表す．太さは影響の強さを表す．

と脳部位の関係と完全にイコールではない．症状と病変部位の対応の強さ，症状の発現に必要な病変の大きさや広がりの程度は症状毎に異なる．

A. 言語と視覚認知の関係

言語と視覚認知は高次脳機能の中で最も基本的で単純な機能で，「要素的機能」とよばれたりする．要素的機能はより高次の機能（階層の上位にある機能）の「材料」となる．「言語性記憶（言語情報についての記憶）」とか「視覚性記憶（視覚的対象についての記憶）」などの用語が存在するのはそのためである．

言語と視覚認知の間の関係は「並列的」で，相互にある程度の独立性をもっている．言語の障害が視覚認知に大きく影響することはないし，視覚認知障害が言語に大きく影響することもない．もちろん両者は完全に独立しているわけではない．例えば，意味記憶（semantic memory）もしくは概念知識（conceptual knowledge）*は言語と視覚の両方の属性を有している．言語表象と視覚表象が統合されることで，言語様式でも視覚様式

---

*意味記憶/概念知識:「ポストは郵便物を投函するためにある，赤く，中空の物体である」，「ゾウはアフリカに住み，長い鼻と大きな灰色の体を持ち，パオーンと鳴く動物である」などの知識

でもない様式超越的（supramodal）な表象が生成されるのである.

言語と視覚認知は，症候と病巣との対応性がよい．例えば Wernicke 失語は言語優位半球（ほとんどの場合左半球）側頭葉後半部・下頭頂小葉（縁上回）以外の部位の病変で起こることはほとんどないし，視覚失認が後頭・側頭葉以外の脳部位の病変で生じることもまずない.

B. 記憶と他の認知ドメインの関係 ……………………………………………

記憶は系統発生学的に古い機能で，その意味では単純で基本的な機能であるといってよい．海馬や視床などの脳部位（これらから構成される神経回路はパペッツ回路とよばれる）と記憶機能の関連は強固で，これらの脳部位の損傷と記憶障害（健忘）の対応性は高い．他の認知ドメインに大きな障害をもたない純粋な記憶障害を有するケース（純粋健忘）では，内側側頭葉構造の病変や視床病変の存在が強く示唆される.

記憶は認知の階層構造 図1 の中位にあるために，他の認知機能の影響を受けやすい．記憶は，階層の下位にある言語や視覚認知などの「要素的機能」を材料として機能している．言語障害がある場合，記憶機能そのものに問題がなくても言語材料を覚えるのは困難になる．記憶検査の結果が「言語性記憶障害」を示している場合，その所見が「本当の」記憶障害を反映しているのか，それとも言語障害を反映したものであるのかについて考えなくてはいけない．同様に，視覚認知障害がある場合の「視覚性認知障害」の診断には注意が必要である．言語や視覚認知の状態が記憶に大きな影響を与える一方で，記憶障害が言語や視覚認知機能に影響をあたえるということはほとんどない.

C. 遂行機能 ……………………………………………………………………

「言語」，「視覚認知」，「記憶」などの用語の意味がある程度の自明性をもっているのとは対照的に，「遂行機能」という用語は多義的で意味があいまいだ．かつて「遂行機能」は「前頭葉（前頭前野）機能」とおおよそ交換可能な用語だったが，近年では解剖学的議論と機能的議論を区別しようという配慮から「前頭葉機能障害」という用語は用いられなくなりつつある．しかし，現在の「遂行機能障害」という概念にも「前頭前野の機能障害」という意味合いが色濃く残っている.

遂行機能は認知機能の階層構造の最上位に位置する機能である 図1．遂

行機能は特定の行動に関連するものではなく，複雑な認知活動を行う際に非特異的に駆動される機能である．近年「遂行機能」という言葉に変わって「認知コントロール（cognitive control）」という用語が用いられることが増えていることからもわかる通り，遂行機能は記憶，言語，視認知などの下位機能の動員，統合，コントロールに関わっている．遂行機能を推論，計画，認知的柔軟性，ワーキングメモリーなどなどのサブドメインに分けるという考え方もあるが，実地臨床においては「遂行機能」という包括的な考え方のほうが簡便で有用性が高い．

　遂行機能障害すなわち「複雑な認知活動における障害」は，ウィスコンシンカード分類検査（Wisconsin Card Sorting Test），語流暢性検査（verbal fluency）などのいわゆる「遂行機能検査」の成績低下をもって症候診断が下される．しかし，言語，視覚認知，記憶，注意などの障害がある患者に対してこのような検査を行うのはあまり意味がない．他の認知ドメインの障害がある場合には，日常生活の様子や他の認知ドメインの診察所見から，認知機能の全般状態を推測するだけで事足りる．遂行検査を行う意義があるのは，他の認知ドメインの障害を伴わない，軽度で純粋な遂行機能障害のケースである．軽度の遂行機能は日常生活に対する影響は少ないが，仕事におけるパフォーマンスの低下につながることは多い．

　記憶障害が言語や視覚認知などの要素的機能に大きな影響を与えないのと同様，遂行機能障害が言語・視覚認知に大きな影響を与えることはない（要素的な機能は他の認知機能の影響を受けにくい）．これとは対照的に，遂行機能障害の存在は記憶機能の評価に大きな影響を及ぼす．遂行機能障害の記憶への影響は，日常生活場面よりも記憶検査の場面においてより顕著である．12章「記憶障害」で詳述されているように，記憶の検査は，記銘（encoding），貯蔵（storage），想起（retrieval）という記憶の3過程に基づいて構成されている．例えば単語学習課題では，まず被験者は読み上げられた10個の単語を聞き（記銘），その情報が頭の中で把持され（貯蔵），なるべく多くの単語を思い出し（想起）口頭で答える．このような課題でよい成績をとるためには，沢山の情報を効率的に記銘し円滑に想起するためには計画性や柔軟性が必要となる．この「計画性」，「柔軟性」がまさしく遂行機能であり，この機能障害が記憶検査の成績に影響を与えるのは当然である．

　遂行機能はきわめて複雑で多様な機能である．遂行機能検査の成績低下

があったからといって，前頭前野に病変があるとは限らない．遂行機能障害の症状-脳部位対応は不良である．

D. 病変-脳部位対応のよい言語症状と悪い言語症状

言語は，症状-病巣対応のよい症状であると上で述べた．しかし実際には，言語症状の中にも症状-病巣対応がとてもよいものと，そうでもないものがある．

言語には「話す（発話）」と「聞く・わかる（受容）」の2つの側面がある．大雑把にいうと発話は運動に近い機能で，その障害が「運動性失語」である．言語の受容は感覚・知覚に近い機能で，その障害は「感覚性失語」とよばれる．発話（運動面）のみを侵すのが「運動性失語」，受容（感覚面）のみを侵すのが「感覚性失語」，両者を侵すのが「混合性失語」などという単純な考え方が通用すればいいのだが，残念ながらそうはいかない．ほとんどの場合，言語の障害は発話面と受容面の双方に変化をもたらすからである．

発話の障害の特徴に関しては構音と音韻の2つの要素に，受容面の障害には音韻と意味の2つの要素について着目して考えるとわかりやすい（音韻は発話と受容の双方に関わる）．種々の言語要素の中で，この3つの要素（構音，音韻，意味）は脳部位との対応性がよく，他の認知ドメインの影響を受けにくい 図2A ．大脳皮質レベルでいえば，構音の主たる神経基盤は言語優位半球（ほとんどの場合左半球）の中心前回付近（1次運動野

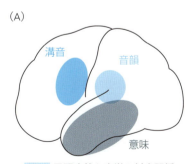 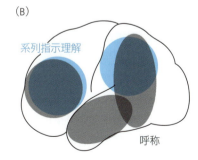

図2　言語症状と病巣の対応関係
(A) 構音，音韻，意味の障害は，比較的限局した脳部位の損傷と対応する．
(B) 呼称の障害（喚語困難），系列指示の聴覚理解は，言語優位半球（左半球）の様々な部位の損傷によって生じる．

および運動前野）にある．構音は運動機能そのものなので，基底核や運動に関連する白質の損傷などの皮質下の病変でも障害されるのはもちろんである．音韻の神経基盤は左シルビウス裂最後端周囲にある縁上回（発話面），側頭水平（受容面），上側頭回後部の諸皮質にある．意味の神経基盤は左側頭葉前部から左側頭葉下部後方にかけて広がる大脳新皮質である．

　構音，音韻，意味の3つの要素に分解して解釈するのが困難な症状もある．発話面では喚語困難〔word finding difficulty（語の想起障害 word retrieval impairment）や呼称障害 naming impairment（失名辞 anomia）〕，受容面では系列指示理解の障害がそれに当たる．喚語困難・呼称障害は最も軽度の言語障害を反映する症状で，すべての失語症に共通して現れる特徴でもある．系列指示理解障害も同様で，指示系列数*が増え，複雑さが増せば増すほど非特異的な所見になる．これらの症状は大脳優位（左）大脳半球のどこかに病変が存在することを示すのみで，その病変が前頭葉にあるのか側頭葉にあるのかの予測にはあまり役立たない 図2B．また，語の想起や呼称，系列指示理解などの言語能力は，注意障害や遂行機能障害によっても侵される．喚語困難や系列指示理解障害が「言語そのもの」の障害を反映しているかどうかを判断する際には，他の認知ドメインの状態を考慮する必要がある．

E. 視覚認知の障害: what の障害と where の障害 ··························

　視覚認知は対象/物体の同定能力（what に関する能力）と空間認知（where に関する能力）の2つのサブドメインに分けて考える．対象・物体認知機能は後頭葉から側頭葉にかけての大脳新皮質を神経基盤とする．これを腹側視覚経路〔ventral visual pathway（'what' pathway）〕とよぶ．空間認知の神経基盤は後頭葉から頭頂葉にかけての大脳新皮質で，これを背側視覚経路〔dorsal visual pathway（'where' pathway）〕とよぶ．

　腹側視覚経路の病変に伴って生じる対象認知の障害を視覚失認 visual agnosia という．小さな病変が視覚視認を引き起こすことはなく，後頭葉から側頭葉にかけての広範な病変に伴って生じることがほとんどである．視覚失認の患者の多くは両側病変を有するが，稀に左一側病変で視覚失認

---

*指示系列数: 例えば，「鉛筆で筆を触る」は2系列，「鉛筆を筆と定規の間に置く」は3系列．

をきたすこともある．

　視覚性注意障害［visual inattention（同時失認 simultanagonsia）］は代表的な空間認知障害で，背側視覚経路の病変で生じる．重度の場合は同時に2つの対象に注意を向けることができない．軽症の場合は3〜4個の点を数えることができるが，7〜8以上の点を正しく数えることができないという検査所見として現れる．視覚失認と同様，小さな病変で生じることはなく，両側後頭・頭頂葉の広汎病変に伴って生じる．半側空間無視（unilateral spatial neglect）も空間認知障害の一種と考えてよいだろう．右の側頭・頭頂葉病変の比較的大きな病変に伴って左半側空間無視が生じることが多い．

　視覚失認も視覚性注意障害も症状-病巣対応のよい症状だが，小さな病変によってこれらの症状が出ることはない．つまり視覚認知障害は病変の大きさの効果（容量効果 volume effect）のある症状である．

F. 注意

　「注意」という用語も「遂行機能」と同様に多義的であいまいである．そのためか「注意」「遂行機能」「ワーキングメモリー」などの用語が明確な区別なく用いられることも少なくない．ここでは注意を「注意のコントロール」と「汎性注意」の2つに分けて考える 図3 ．「空間性注意」や「視

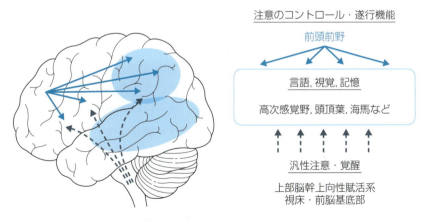

図3 注意のコントロールと汎性注意
実線矢印: 注意のコントロール
点線矢印: 汎性注意

覚性注意」という用語もあるではないか，と考える読者もいると思う．しかしこれらの機能は視覚の where の機能そのものである 表1．これらの機能の障害である半側空間無視や視覚性注意障害は，それぞれ右頭頂葉，両側後頭・頭頂葉の病変で生じる．

　注意のコントロールは遂行機能/認知コントロールと同義であると考えて差し支えないだろう．その理由は「コントロール」という言葉が共通して用いられていること，図1 と 図3 において遂行機能と注意のコントロールが同じ位置にあることから察していただきたい．前頭前野を神経基盤とする複雑な認知機能をあるひとつの側面からみれば「遂行機能」で，他の側面からみれば「注意のコントロール」だということになる．汎性注意は意識や覚醒度の状態と密接に関連している．視床や上部脳幹などの大脳新皮質への広汎な神経線維投射を有する皮質下構造の損傷，びまん性/全般性の大脳新皮質の損傷，アセチルコリン，ドパミン，セロトニン，ノルアドレナリンなどの神経調節因子の異常が汎性注意の障害を引き起こす．以上のような経緯を踏まえ，本章において単に「注意」と述べた場合，それは「汎性注意」を指していると考えていただきたい．

　（汎性）注意は，すべての認知ドメインの下支えになる機能である 図1，図3．注意機能を言語，視覚認知，記憶などの他の認知機能を介さずに評価することはできない．注意の障害は常に他の認知機能に埋め込まれた状態で現れる．注意障害は，要素的な機能（つまり言語や視覚認知）に対する影響は比較的少なく，認知の階層の上位にある複雑な機能（記憶や遂行機能）に強く影響するという特徴をもっている．もちろん言語機能や視覚認知機能が強い注意障害の存在下で全く影響を受けないわけではない．上述した通り，喚語・呼称や系列指示理解は注意障害の影響を受けやすい．また，本章では詳しく取り上げていない書字や構成（描画）などの能力も注意障害の影響を受けやすい（読みは注意障害の影響を受けにくい）．注意障害の存在下で影響を受けやすい機能について 表2 にまとめた．複合的で複雑な認知ドメインほど注意障害の影響を受けやすく，症状-病巣対応性が悪くなりやすい．要素的な認知ドメインほど注意障害の影響を受けにくく，症状-病巣対応性がよい傾向にある．

表2 注意障害が認知機能に与える影響

認知ドメイン	MMSE
言語	*呼称，3段階命令，書字* 復唱，読み
視覚認知	なし
構成・描画	*図形模写*
計算	*Serial 7's*
記憶	*3単語即時再生（記銘）* *3単語遅延再生（想起）*

影響を受けやすい認知ドメイン，MMSEの
下位項目を青太斜字で示した．
MMSE: Mini-Mental State Examination

4. 認知機能評価の実際: 救急室における評価と一般外来/病棟における評価

　実地臨床では，時間その他の物理的制約に合わせた効率的な評価を行うことが求められる．すべての認知ドメインの評価を全員の患者に対して行っていたのでは時間と体力がいくらあっても足らない．想定される臨床の状況（救急室，一般外来，専門外来，病棟など）に応じて，予めある程度の評価項目を設定しておくと便利である．

　救急の患者を診察する際には，症状が頭蓋内病変によって生じているか，頭蓋内病変だとすればどの脳部位にあり，どの程度の大きさと広がりをもっているのかを手早く知る必要がある．上述したように，意識障害つまり汎性注意の障害は認知機能評価の重大な交絡因子になるので第一に評価をする必要がある．つづいて症状-病変脳部位対応がよい言語と視覚認知の評価をする．救急室における高次脳機能評価は以上をもって終了でもよい（一過性全健忘や辺縁系脳炎のように純粋な記憶障害をきたす病態があることを頭の隅においておく必要がある）．救急の現場において意識障害や他の認知ドメイン障害の影響を受けやすい記憶や遂行機能の診察を行っても得られる情報は少ない．このような考え方は，脳卒中の評価尺度

である National Institute of Health Stroke Scale（NIHSS）の中にもみてとれる >付録 DATA 01-01．NIHSS における高次脳機能の評価項目は，意識，失語，半側空間無視のみである．

　外来で慢性神経疾患を診察する場合や急性期が過ぎて症状が安定してきた入院患者を診察する場合には，すべての認知ドメインの評価を行うとよい．いきなり詳細な検査バッテリーを施行するのではなく，まずは Mini-Mental State Examination（MMSE）をはじめとする認知スクリーニング検査を用いながら全体像を把握することが大切である．認知スクリーニング検査は言語を用いる課題が多いため，言語障害があると成績が下がりやすい．認知スクリーニング検査を行う前に言語症状の存在を把握できればよいが，Broca 失語や Wernicke 失語のような重度の言語症状がなく，呼称や系列指示の理解のみを呈する軽度の言語障害を見逃してしまうこともあるだろう．日常生活における障害が軽いにもかかわらず認知スクリーニング検査の得点が低い場合は，軽度の言語障害の存在を疑う必要がある．また，注意障害も認知スクリーニング検査の所見に大きな影響を与える．注意障害の存在下で成績の低下しやすい下位項目を覚えておくと検査結果を解釈する際に役に立つだろう 表2．

症例1　68歳女性右利き　教育歴12年　主婦

【病歴】
　66歳時から，数分前の会話の内容について尋ねたり，確認したりするようになった．買い物の際に，夫に頼まれたものを買い忘れることもでてきた．67歳時，もの忘れを主訴に脳外科クリニックを受診．頭部 MRI で軽度の脳萎縮を指摘され，コリンエステラーゼ阻害薬の内服が開始となった．68歳時，いくつかの用事を一度に頼まれると困惑するようになった．また，好きな読書をほとんどしなくなった．一方で，炊事，洗濯，掃除など家事は問題なく行っていた．68歳時に「認知症」の悪化を主訴に当院外来を初診．

【初診時診察所見1】
　運動，感覚機能に異常なし．構音障害はないが，緊張のせいか発話量が少ない．診察者の質問に対して，「そんなに悪くないです」，「大丈夫です」などの短い文で返答する．MMSE は 12 点（見当識 5/10 点，

3単語即時再生 2/3 点，Serial 7's 1/5 点，3 段階命令 1/3 点，物品呼称 1/2 点，読み 1/1 点，図形模写 1/1 点）．

【この時点での診察者の内観】

　家事を問題なくこなしている割にはMMSEの点数が低い．言語に関する下位項目で多く失点している一方で，図形描画には問題がない．発話量の低下は，喚語困難に起因している可能性がある．病歴は記憶障害（買い忘れ）プラス意欲の低下（読書をしなくなった）ともとれるが，もしかすると言語の障害の反映かもしれない．もう少し言語の診察をしてみよう．

【初診時診察所見 2】

　様々な話題を持ち出しながら発話を促しても，発話量は乏しいまま．発話の停滞が多く，「えーと」，「なんていうのか」などのお決まりの言葉が頻繁に認められる．系列指示の聴覚理解は 2 系列までは可能だが，3 系列以上の指示になると半分程度しかできない．「てんのうたんじょうび」と復唱してもらうと，「てんのう,,，てんみょう,,，何でしたっけ？」と答える．この所見は，音韻の把持の悪さと音韻錯誤を反映していると考えられる．音読には問題がない．仮名書字には問題がないが，漢字で「病院」と書くことができない．口舌顔面失行，観念運動性失行は認められない．

【画像検査】

　MRI で左シルビウス裂の開大と内側側頭葉に軽度の萎縮を認める．脳梗塞や脳出血を示唆する所見はない．脳血流シンチで，左下側頭回後部から下頭頂小葉にかけて広範囲の血流低下が認められる．右下頭頂小葉，左優位の両側頭頂葉内側（後部帯状回，楔前部）にも血流低下が認められる．

【診断】

　Alzheimer 病による進行性感覚失語（logopenic progressive aphasia）．

【考察】

　言語障害は認知機能テストの結果に大きく影響することを示すために本症例を提示した．もし診察者が MMSE の得点だけに注目し，「たった 2〜3 年の経過でこんなに重症化するのだから，急速進行性の

認知症だな」としか思わなかったら，この患者は正しい診断を受けることも，適切なリハビリやケアの方針を立ててもらうこともできなかっただろう．すべての認知ドメインについてひととおりの診察を行い，各認知ドメイン間の依存関係 図1 を念頭におきながら診察所見や検査結果を解釈することで，正しい症候診断にたどり着くことが可能になる．

〈西尾慶之〉

Chapter 2
失語症

Key Words
音韻，概念，観念，範疇化，意味，記号，シンボル

失語症の評価法

ベッドサイド
1. フリートーク（オープンエンドな質問，仕事・家族など日常生活に関する会話）
   自発話が流暢か，構音障害があるか
2. 理解（複数の絵や物品から対応するものを指さす，3つのものを検者が言った順番に指さす，短文の理解「左手で右肩を触ってください」）
3. 呼称（線画，実物品の呼称）
4. 復唱（無意味語と有意味語，「みんなで力を合わせて綱を引きます」）
5. 書字（漢字，仮名）
6. 読字（漢字，仮名）

▶付録 DATA 02-01a ～ ▶付録 DATA 02-03b
▶付録 DATA 02-04

検査室
1. SLTA
2. WAB

1. はじめに

　失語症をある程度理解しておくことは，すべての医療者にとって有益で，必要なことだと筆者は考える．一つには，本書の他章に詳しく書かれているように，近年認知症の概念に拡大，細分化がみられ，言語の異常を正確に把握することが認知症の診断に役に立つ，というよりもむしろ必須となったからである．この点が最も顕著なのは前頭側頭葉変性症（frontotemporal lobar degeneration: FTLD）についてで，FTLD の 3 型（進行性非流暢性失語，意味性認知症，前頭側頭型認知症）のうち 2 型が，失語症状を中核とする症候群なのである．FTLD は指定難病ということもあり，正しく診断できれば患者への恩恵は大きい．また，有病率の高い Alzheimer 病においても，症状の一つとして失語がみられることが広く知られるようになった（「ロゴペニック型」失語など）．認知症を早期に正確に診断するにあたって失語は重要な手がかりとなるし，逆に失語症を認知症と誤診しないためにも，失語症を理解しておく必要がある．一方，失語症の原因として最も多いのは脳卒中で，脳卒中が左半球に生じた場合，高率で失語症を発症する．脳卒中は，運動麻痺を契機に受診，診断に至ることが多いが，それ以外の徴候は見逃されがちである．失語に気づくことができれば，脳卒中の発見が促進されるケースは多いだろう．そして，失語は慢性的に持続する症候である．どの診療科においても，失語のために心身の不調を思うように訴えられずにいる人が受診する可能性がある．失語症の有病率を考えると，おそらく多くの医療者にとって，日本語の不自由な外国人よりも失語を持つ方に接する機会のほうが多いはずである．外国人に対する医療対応法を学ぶことと同様に，失語についての基本事項を理解しておくことが重要といえるのではないだろうか．

　失語を知ることの意義は診療上の必要だけにとどまらない．失語症患者に接することが，言語という不思議な心理過程について考えるきっかけになる．言語能力は人間に特有のものであり，言語について考えることは人間について考えることでもある．医療者として失語の患者に接することがその契機となりうるのである．言語がどれだけ人間の生活，思考，精神に深く根を下ろしているか，日常生活のなかで十分に意識するのは難しい．失語症の患者に接してはじめて言語のはたらきについて洞察が得られるこ

とがある．しかし，言語機能の成り立ちは複雑であり，言語機能の障害である失語を正しく評価するのは簡単ではない．筆者も含めて多くの臨床家は，まず患者の症状が「失語かどうか」を判断することで悩むことが多いのではないか．そして失語症の評価が難しい理由の一つは症状の個別性である．日常の診療で出会う症例の多くは，教科書上の分類にきれいには合致しない．脳損傷の程度も部位も一人ひとり違う．そして病前の言語機能の成り立ちも人それぞれ異なるので，たとえ全く同一の損傷が生じることがあったとしても，失語症状には個人差が生じるだろう．また，脳損傷の部位と失語症状との間の対応関係は，大雑把には確立しているものの，細かく掘り下げていくと不明瞭になっていく．今日の診断技術を使えば，失語の原因となる疾患について診断すること，そしてある程度のレベルまで病巣の局在を視覚化することは比較的容易である．しかし病巣が脳機能に与える影響を正確に評価するのは難しい．例えば，病巣の局在について，通常話題に上るのは主として皮質上の位置であるが，脳損傷においては皮質だけに損傷が限局するわけではない．皮質とはその名の通り，大脳の表層にある厚さ 1.5〜4 mm 程度の薄い組織であり，大脳の体積の大半を占めるのは白質である．白質は脳部位間の線維連絡を担う．脳損傷がどの程度の深さをもつかによって，すなわち白質がどの程度損傷されるかによって，脳損傷の影響が他の部位に与える影響は変化する．つまり損傷の影響を評価しようとする場合，皮質上の部位を把握するだけでは不十分なのである．しかし，最新の画像技術を用いても，個々の症例において白質の損傷を細部まで正確に評価するのは困難である．脳はコンピュータにたとえて論じられることが多いのだが，脳の実体はあくまでも血の通う臓器である．設計図もない．脳損傷は機械の故障とは事情が違うのである．

　では失語を理解するためにはどうすればいいのか．筆者は以下の３つが大事だと考える．

・言語機能の成り立ちについてある程度の知識をもつ
・主な失語症分類について，その理念と実際を理解する
・そのうえで自分で症状を観察し，解釈する

　本章はこの３点に沿って進めていきたい．

2. 言語の成り立ちについて

　言語とはなんだろうか．一つ確かなのは，言語は運動を通して表出され，感覚（聴覚＞視覚＞触覚）を通して理解されるということなのだが，どれだけ精緻に聴覚や運動の研究を重ねても，決して言語の本質を理解することはできない．言語の最も重要な特性は，語という，世界を概念で区切る網の目をもつこと，それが社会において他者と共有されることである．語とは「音韻」と「概念」の複合体である．「音韻」とはなにか．無限のバリエーションをもつ音響学的特徴のうち，ある言語体系において意味をになう音声を有限なカテゴリーに分類する元となる，抽象的な音の体系を「音韻システム」とよぶ．例えば日本語の「音韻」を集めたものが「50 音」である．個々人が発する音素や音節，例えば「か」は，音響学的には一人ひとり，発声されるごとに異なるのだが，脳の範疇化のはたらきにより，一つの音韻「か」に分類される．個々人の発する音素・音節は，ある言語体系のなかで通用する音韻を指し示す「記号」である．「記号」は「なんらかの媒体によって他の何か（表意内容）を表すもの」と定義される．語もまた記号である．語の場合，/inu/のような音韻系列が媒体となり，音韻系列と連合される概念（例えば「犬」）が表意内容である．「概念（concept）」と「観念（idea）」という語は区別して使われることがある．山鳥は，観念を「言語記号を媒介としない事物の理解形式」であり，「言語成立以前の段階で，心に作り出される意味のカタチ（心像）」とし，「概念」を「言語記号を媒介とする事物・事象の理解形式」であり，「言語成立以後の段階で心に作り出される意味のカタチ（心像）」と定義して使い分けている[1]．犬の種類は多様で，南極に取り残されたタロとジロも，フランダースの犬のパトラッシュも，隣家の飼い犬も，個別性はあるが，それぞれを「犬」と呼称している時点で，猫やたぬきとは区別されている．犬を正しく呼称するためには，「犬」の一般的性質が捉えられている必要がある．千差万別の多様な犬の観念に名を与えることによって意味の輪郭が与えられることになる．それは決して具体的なカタチをとるわけではない，曖昧なものであるが，名をつけることにより概念にまとめ上げられる．名をつけるということが概念化に欠かせないプロセスなのである．それによって，誰にでもほぼ共通の「食肉目イヌ科の哺乳類．オオカミを家畜化した動物と考えら

れている．よく人になれ，番用・愛玩用・狩猟用・警察用・介助用・労役用などとして広く飼育される．品種が多く，大きさ色形などもさまざまである．（スーパー大辞林）」という抽象化された心像としてまとめあげられる．これが概念である．名をつけられることにより，意味（語義）が切り出される．このような語が，物事を一般化して考えること，そして対話をする上での意味の単位となる．我々が何かを発語するたびに，このように事象を一般化する過程，つまり概念化の過程が脳内で行われ，それをある言語内で通用する音韻系列を介して表現することで会話が可能となるのである．/inu/という音韻と「犬」の概念との組み合わせは恣意的なもので，もっぱら慣習によって決まる．慣習とは社会的慣習で，つまり語という記号は，個人的な意識現象の枠を越え出て，社会的に共有され，また世代を超えて受け継がれる歴史の産物でもある[2]．このように，社会的慣習に基づいて恣意的な連合で一般概念を表意する記号は「シンボル」とよばれる[3]．シンボルの特徴は記号同士でシステムを形成することである[4]．例えば「下」は「上」の対義語としてお互いの相対的位置関係として初めて意味をなす．そして，辞書をみればわかるように，どの語も，他の語の組み合わせで定義できるのだ．このようなシンボルとしての性質をもつ語こそが，人間に特有の言語の基礎となる．ヒト以外の動物にも記号過程はある[5]．動物も観念を有し，思考もするだろう．一切の動物は，それぞれ独自の生態学的状況に適応した形で内的な世界を構築している．しかし，動物にはこの世界を概念として意識することがない．丸山圭三郎は動物の身体機能による世界の分節，観念形成作用を＜身分け＞，人間のシンボルによる世界の分節，概念形成作用を＜言分け＞とよんだ[6]．世界を抽象的にシンボル化する能力をもっているのは人間だけで，動物にも記号過程はあるが，動物はシンボルをもたない．シンボルを介さない表現は，記号そのものの性質や，記号が使用される場の状況によって制限され，自由度の低いものにならざるを得ない．シンボルの有無によって思考の内容は全く異なるものになるだろう．失語症患者においても，問題になるのはこのシンボルの過程であることは古くから多くの研究者によって指摘されている[7-9]．

　また，記号過程を考えるにあたって忘れてはならないのは記号の「解釈」の過程である．記号過程は，記号媒体，表意内容そして，解釈の3つの要素から構成される[3]．解釈の過程なしで記号が記号として機能することは

ない．シンボルが指し示す概念はあくまでも抽象的で一般性をもつものであるが，記号の解釈には概念の枠内で自由度がある．/inu/という記号媒体によって指示される意味内容はあくまでも一般的な犬なのだが，記号の受け手は，犬であればどのような犬を観念として想起してもいいのである．例えば会話のなかで/inu/と言われた時，自分の知っている特定の犬を想起することがあるだろう．それは発話者の観念とは異なる犬かもしれない．自由度があるということは，ある意図をもって一般概念に変換され発話された単語は，発話者の観念通りに聞き手に解釈されるとは限らないということである．それはプライベートなものであり，むしろ発話者の観念と聞き手の解釈は，ある程度ずれるのが当然なのである．この自由度によって，コミュニケーションを介して新しいアイディアが生まれることもあるし，コミュニケーションの齟齬が生じることもある．ただ，実際の会話場面では，語が単体で用いられることはほとんどない．語単独では意味が特定できなくても，語を複数組み合わせることによって句や文ができ，単語の関係性によって「陳述」がなされる[10]．単語の組み合わせや状況によって語の解釈は変化し，意味は特定されやすくなる．そして語の解釈は，文脈によって大きな影響を受ける．記号そのものの一般的な意味はわかっても，文脈をうまく捉えることができなければ，解釈の段階で苦しむ場合がある．この種の問題は自閉症スペクトラムにおいて顕著にみられるが，失語でもみられる問題である[8]．このような場合，「単語の概念がわかっても意味がわからない」という事態が生じている．日本語の「意味」という言葉には2つの意味があることを意識すると，この事態が少しわかりやすくなる．一つは英語の meaning に相当するもので，語義の意である．そしてもう一つは文脈に依存して変化するような「意味」で，こちらは英語の sense に対応する[11]．Sense とは，その単語によって我々の意識のなかに発生する心理学的事実の全体である．Sense としての意味はつねに動的・流動的な，複雑な形成物である．一方，語義は様々な文脈のなかで単語の意味がいろいろに変化するにもかかわらず一定している不動・不変の箇所であるとされる．これは概念そのものである．

　Jakobson によれば，言語活動は様々なレベルの記号の「選択」と「結合」によって織りなされる．例えば語を構成する音韻は一つ一つ選択され，結合されることによって語になる．語も，表現したい観念に最もフィットする概念が，できあいのレパートリーの中から選択され，結合されて文と

なり，文の組み合わせでさらに大きな発話の単位が作り上げられる[12]．これらの過程が様々な段階で障害され，失語症状として現れるのである．

3. 失語症とは何か

まずは失語の定義を振り返っておこう．失語とは脳損傷によって生ずる言語機能の障害である[13]．ここまではシンプルで，議論の余地はないだろう．しかし，言語に関係する心理過程のどこまでを言語機能に含めるかによって，失語の定義は変わってくる．例えば Wernicke は，概念の異常は失語ではない，と言い切った．そして，言語に関連する感覚心像，運動心像にまつわる異常を失語と考えた[14]．一方 Wernicke とは対照的に Marie は，「失語症は知的能力の問題」と言い切ってしまっている[15]．真っ向から対立しているのである．一方，井村は，失語には音韻型，意味型の 2 種類の失語があるとしている[16]．19 世紀以来，失語に関する膨大な知見が蓄積され，様々な観点から失語の分類がなされてきたが，臨床上，我々が知っておくべき失語の基本型は，大きく分けて Broca 失語，Wernicke 失語，伝導失語，超皮質性運動性失語，超皮質性感覚性失語，健忘失語などで，それほど多くはない．これらは元々，それぞれ特定のメカニズムに基づく障害として提唱された概念であるが，今日の実際の使われ方としては現象的な類型であって，あくまでも記述の便宜のための分類と考えたほうがいい[16]．理念と実際の症候の間に乖離があることは，19 世紀に Broca，Wernicke が展開した主張を振り返ると明らかである（下記コラム参照）．

Broca の主張

19 世紀の後半，1860 年代に，Broca は複数の失語症例の観察から，左半球の下前頭回後方の損傷によって「構音運動の記憶の異常」が生ずることを提唱し，この病態を aphemié（英語では aphemia）とよんだ[7]．Aphemia とは，正しく構音運動を協調させるための能力が失われた状態で，障害されるのは語の記憶ではなく，構音運動のための記憶とされている[17]．Broca の考えでは，aphemia では言語能力自体は失われない．それは単なる運動器官の麻痺とは異なるのだが，構音運動を協調させることができないという病態である．これは今日発語失行とよばれる症状とほぼ同義と考えてよい．発語失行とは「脳損傷の結果，音素の随意的産生に必要な構音

筋群のポジショニングと語の産生に必要な筋運動の系列化をプログラムする能力が損なわれたために生じる構音の障害」と定義されている[18]．つまり，Broca が見出した症候は失語（aphasia）ではなかったのである．彼は「構音言語の能力（faculty of articulated language）は一般的な言語機能（general faculty of language）とは区別されるべき」とはっきり述べている[7]．因みに，「一般的な言語機能」について，Broca は概念と記号の間の一定の関係を確立する能力であると述べている（つまり本文中の「シンボル」の異常である）[7]．そして彼は，下前頭回の後方が「構音言語の能力」の座であると提唱し，この部位は「一般的な言語機能」には関与しないと考えた．しかし，この Broca の主張に反して，後年この部位はいつしか「言語野」とみなされ，「Broca 野」の名でよばれるようになるのである．その一つの理由として，彼の観察した症例が純粋な aphemia ではなく，いずれも失語症に aphemia を合併した症例であったことがあげられる．Broca は，担当患者の多様な失語症状の中から aphemia だけを選び取って考察対象とした．そしてその後 aphemia という言葉は，同時代の内科医 Trousseau から，原義上よろしくないという指摘（「悪名高い」，という意味になるというクレームがついた）を受け，次第に使われなくなってしまった．Broca はそれに反論はしたのだが，その後 aphemia という言葉は Trousseau によって提唱された "aphasié（英語では aphasia）" という言葉に取って代わられた．呼称が変わっただけではない．Trousseau の aphasia という語は広く言語一般の異常を指した[19]．そして，奇しくもこの言葉は Broca が経験した失語患者の呈する症状を，より正しく表現する言葉であったといえる．失語という語が成立するまでにはこのような経緯があったのである．Broca の主張の意義は，まだ運動野の局在すら知られていなかった当時，脳の特定部位に特定の機能が局在しうることを提唱したことにある．その主張は理念として結果的には正しかった．しかし，解剖学的観察についても，失語症状の評価についても，主張の根拠となるデータの精度は不十分であったと言わざるを得ない．現在も Broca 失語という語に Broca の名前は残っており，その後「Broca 野の損傷では Broca 失語は生じない」と主張する論文[20]も出版されているのだが，そもそも「Broca 失語」自体が Broca の主張とはほとんど関係ないのである．こういった捻れのために失語がわかりにくくなっているのは否めない．

Wernicke の主張

Broca の最初の論文から十数年を経て，より大局的な視点から失語の神経基盤について新たな説を提唱したのが Wernicke である．彼は Broca が提唱した下前頭回の運動中枢以外に，自験例の観察から上側頭回に言語の感覚中枢が存在すると主張した．上側頭回には聴神経の求心性入力の到達点があり，この部位で語の一次的な同定がなされると考えた[21]．「一次的な同定」とは，音声刺激の入力によって聴覚的な記憶が心像（イメージ）として喚起され，入力された刺激が過去に聞いたことのある語音として認識されることである．Wernicke の提唱した感覚中枢ではそこまでの処理にとどまり，その段階ではまだ語の概念には到達しないと考えられた[14]．その後 1885 年の論文では，有名な Wernicke-Lichtheim（以下 W-L）の図式 図1 を取り入れ，「皮質下」，「皮質」，「超皮質」の 3 つのレベルで，症状とその原因となる構造が分類された[22]．彼の言う「皮質」，「皮質下」，「超皮質」は，それぞれが解剖学的な構造に正確に対応しているわけではないので字義通りに捉えてはならない．Wernicke は感覚中枢（語の聴覚表象の中枢：図1のA），運動中枢（語の運動表象の中枢：図1のM）を「皮質」レベルとして位置づけ，それらを結ぶ線維によって言語の聴覚心像と運動心像が連合されると提唱した．そして運動中枢の損傷によって運動失語が，感覚中枢の損傷 図1の2 によって感覚失語（語の理解が障害されるが，基本的な発話能力は残存した状態）が生ずるとした[22]．伝導失語を提唱したのも Wernicke である[21]．A と M とを結ぶ連合線維の損傷 図1の3 によって語の聴覚心像と運動心像の連合が障害される結果，

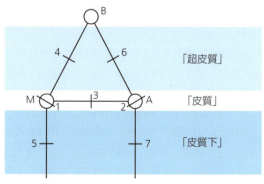

図1 Wernicke-Lichtheim の失語図式

錯語と復唱障害が出現すると考えた．これも Wernicke のいう「皮質」レベルの障害である．Wernicke の「皮質」レベルが担う機能は，おおよそ音韻処理に対応すると考えることができる．

一方，「皮質下」のレベルは，聴神経から「皮質」の聴覚表象の中枢へ投射する白質と，「皮質」の運動表象の中枢から運動器官へ投射する白質からなると考えられた．前者の損傷 **図1の7** によって生ずるのが純粋語聾（聴覚には異常はないし，「皮質」レベルの語概念にも異常はない．発語はできるが，言語の聴覚入力が障害される）であり，後者の損傷 **図1の5** によって生ずるのが純粋語唖（aphemia，発語失行と同義と考えてよい）とされた．つまり，「皮質下」には音韻情報への聴覚入力路，音韻情報からの運動出力路が存在するというモデルである．

そして「超皮質」のレベルでは，上述の「皮質」レベルで形成された語の音韻形式が「語の概念」と連合され，語として完成すると考えられた．このレベルで障害が生じた場合，「皮質」および「皮質下」のレベルの機能は保たれるため，語を聞いて復唱することは可能となる．超皮質性感覚性失語では復唱および語の表出も可能だが理解は障害され，一方超皮質性運動性失語では復唱はできるし語の理解もできるが語の表出ができない，ということになる．W–L の図では，A–B **図1の6**，および B–M **図1の4** の投射経路がそれぞれ超皮質性感覚性失語，超皮質性運動性失語の責任部位と考えられた．この図だと，B点は，脳のどこかに概念中枢が定位できるかのような印象を与えてしまうため誤解を生じやすく，実際，この図は誤解されることが多いようだが，上述のように Wernicke は概念中枢の局在について，はっきりと否定している（「そのような中枢は，あくまでも仮想上のものであり，図式として単純化して示すために仮定しているにすぎない[14]」）．W–L の図に示されたのは「皮質レベル」の中枢と，より高次の領域とを結ぶ伝導路の障害であって，概念中枢そのものの問題ではない．つまりこの図には，概念そのものの障害は盛り込まれていない（Bにはスラッシュがついていない）．Wernicke の論文の副題に「解剖学的基礎に立つ心理学的研究」とあるように，彼の関心事は言語過程の神経基盤を明らかにすることであった．彼は局在論の代表として語られることが多く，それは正しいのだが，彼が研究対象として重視したのはあくまでも局在可能な機能であり，その点で，高度に抽象的な心理過程（例えば「友愛」とか「自尊心」など）についても局在可能と考えた前時代の主張（Gall らの骨相学

など）とは全く別物である．Wernicke はむしろ局在論の限界を十分に意識していたからこそ，研究の対象を主として言語の道具的機能（音韻処理や言語の感覚，運動的側面に相当）[23)] に絞ったものと思われる．

4. 現在の Broca 失語，Wernicke 失語，伝導失語

今日でも，Broca 失語，Wernicke 失語，伝導失語，そして超皮質性失語という用語は生き残っており，日常的に使用されている．コラムの中で示した W-L の図式 **図1** は今なお失語の症状を整理するためには有用である．ただ，今日これらの用語は，Broca，Wernicke が考えていたものとはかなり異なるものとして使われている．

今日，Broca 失語という言葉が指すのは，非流暢で努力性の発話，発語量の低下，喚語能力の低下，構音の不整，復唱障害，プロソディーの障害，書字能力の低下など，言語の表出を中心に障害がみられ，多くの症状からなる失語の症候群である．発話障害の程度はさまざまで，全く発話できないこともあれば，喚語困難が目立つ程度の人もいる．また，ほとんど発語のない重篤な表出障害をもつ症例であっても，状況によってごく限られた定型的な発話が出現することもある．文法障害もよくみられるが，必発ではない．理解についても全く正常ではなく，とりわけ文レベルの理解は低下していることが多い[24)]．元々の Broca の主張はあくまでも「構音の運動の記憶の異常」であったことを考えると，今日の定義とは別物ということがわかるだろう．

一方，Wernicke 失語については，表出は構音に乱れなく流暢であるが内容に乏しく，錯語や文構造の乱れが目立つ．重症例では発話が新造語のみで構成されることもある．聴理解にも障害あり，単語レベルよりも文レベルで顕著．発話の速度は速すぎるくらいであることもあり，自身では発話の誤りには気づかないことが多く，書字や読字にも重度の障害をきたす，といった病態を指す[24)]．感覚失語と言われるが，問題は言語の理解だけではなく，症状としては表出面の異常の方がむしろ顕著な印象を残す場合が多い．そして Wernicke 失語の特徴としてしばしばあげられるのは行動異常と病識のなさである[13)]（11 章「病態失認」を参照）．純粋な音韻の

問題ではこういった症状は説明できない．Wernicke が主張したような「皮質レベル」つまり音韻の問題だけでは Wernicke 失語の臨床像は説明できないのである．

　伝導失語については，発話は基本的には流暢で，音韻性錯語（日本語では音節レベルの誤り）と，それを自身で修正しようとする試みで特徴づけられる．そして語のレベルまたは文レベルでの復唱障害が顕著である．理解が良好なのがこのタイプの失語の特徴である．理解は完全に正常ではない場合でも，少なくとも復唱の低下とのコントラストが顕著な程度には理解は保たれている[24]．復唱障害は有意味語よりも無意味語で顕著に現れるのが特徴で，また語の音節数が多いほど誤りがみられやすい．山鳥は，伝導失語の核心は，目標語の輪郭は思い出せるが，そこから正しい音節心像群や文字心像群を分離し，かつそれらを次々と正しい順番に並べていく，という心の働きがうまくいかないこと，と表現している．言葉の「伝導」の問題ではなく，単語を音へ「分化」し，さらにその音を正しく「展開」することができなくなっているのである[25]．また，伝導失語の発症機序は，言語性短期記憶の障害や，感覚−運動統合過程の異常とも密接な関連をもつと考えられている[26]．

　病型と脳損傷の部位の間には，大雑把な対応がみられる．図2 の前方，前頭葉外側面の後下方周辺の病巣で生じやすいのが Broca 失語で，図2 の後方，側頭葉後部や頭頂葉の下方を含む病巣で生じやすいのが Wer-

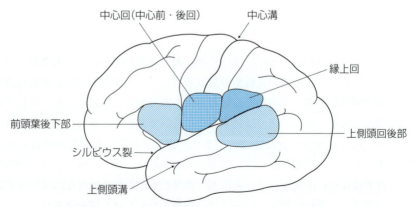

図2　環シルビウス裂言語領域（山鳥 重．ヒトはなぜ言葉を使えるか 脳と心のふしぎ．東京: 講談社; 1998 より改変）

nicke 失語という程度の理解をしておけば大きく外れることはない．伝導失語は通常，縁上回周辺の損傷で生ずる．伝導失語では，Wernicke 失語と比べて損傷の広がりは狭い範囲に限局していることが多いが，なかには発症当初は Wernicke 失語として発症し，次第に伝導失語に移行する例もみられる．「前方」とは前頭葉のシルビウス裂周囲，「後方」とは側頭葉や頭頂葉のシルビウス裂周囲の損傷と考えてよい．Broca 失語は前頭葉後下部周辺，Wernicke 失語は側頭葉後方から頭頂葉下部の損傷，伝導失語は頭頂葉下部を含む比較的小さい損傷で生ずる，というのがだいたいの実像である．これらの大雑把な対応を覚えておけば十分である．それ以上突き詰めようと思うとわかりにくくなるので病巣についてはむしろ深追いはしないほうがよい．

　今世紀に入って Hickok と Poeppel により提唱された言語の二重経路モデル[27]では，側頭平面の聴覚皮質に入力された聴覚言語刺激は上側頭溝の後方で音韻として処理されるようになり，この部位から頭頂葉に投射する経路が背側経路，中側頭回などに投射する経路が腹側経路である．背側経路は，聴覚-運動の変換過程に寄与し，腹側経路は語彙の処理に寄与するというモデルである．背側経路は弓状束を経て，腹側経路は最外包を介して前頭葉に到達する．これが，W-L の「皮質」レベルに相当するとみてよいだろう．彼らは背側経路における聴覚-運動の統合過程の中核部位として，左半球のシルビウス裂内，側頭葉と頭頂葉の境界にある Spt 野を重視する．この部位は縁上回の近傍であり，伝導失語で損傷の多発する部位でもある．伝導失語では復唱障害および音韻性錯語が出現する．復唱は聴覚-運動統合過程そのものであり，音韻における聴覚-運動の等価性を裏づける仕組みはこの領域によって担われている可能性が高いといわれている[27]．彼らの考えでは Spt から運動前野に投射されるのだが，彼らの指す運動前野は，発語失行（発語失行の定義についてはコラム参照）の責任病巣として確立された中心前回の中下部[28,29]に対応するものと考えられる．

5. 概念にまつわる障害

　上述の通り，Wernicke は，概念そのものの障害は失語ではなく，知的能力の障害と考え，言語の異常は，意思疎通のための道具的機能である，と考えた[21]．しかし，彼の提唱した超皮質性失語の症状として表面に出る

のは意味の問題である．しかしその成因は，あくまでも「皮質」レベルから「超皮質」レベルへの出力，あるいは「超皮質」レベルから「皮質」レベルへの入力を担う白質の損傷により生じるとされ，「超皮質」レベルで担われる語の概念そのものは障害されないと考えられた．一方，20世紀初頭，Marie は失語の本質はむしろ知的な問題である，と断じた[15]．それはあまりに極端な意見であり，同時代の研究者から猛烈な批判を受けたのだが，冒頭で述べたように，失語と認知症は区別が難しい場合があるし，認知症に失語症状が含まれることは多い．概念の問題は認知症に分類すべきなのだろうか，それとも失語なのだろうか．これは古くて新しい問題である．Marie ほど過激な主張はしなくても，概念の異常を失語症状の一環と捉える研究者は他にもいる．例えば Goldstein は，失語症状の一つとして，「抽象的態度」の異常を重視した[23]．上述のように，例えば「犬」という語は，一般概念を表意する記号，つまりシンボルである．抽象的態度とは，このシンボルを使用する際に必要な過程である．抽象的態度が障害されると「犬」というカテゴリーを処理することができなくなり，名称は，犬一般ではなく，具体的な特定の犬を指すラベルとなる．実際に Yamadori & Albert の報告した症例では，机という語を聞かされた際，病院にある机を指差すことができなかった．自分が使い慣れた机と異なるのではっきりわからない，というのが彼の陳述であった．彼にとっての机という語は，机一般を指すのではなく，特定の一つの机を指す語になってしまっていたのである[30]．この患者では，身体部位と家具の名前に限定して，このような症状がみられたのである．これが「抽象的態度」の障害である．抽象的態度というのはつまり，シンボルの過程に必要な，一般概念をもとに対象物をとらえる態度である．上述のように，犬を「犬」と呼称するためには，犬の概念をもとに 1 匹の犬が犬と分類され，概念に音韻が付与されて発語が成立する．発語において，音韻と連合される以前の概念形成の障害についても失語症状と考える研究者もいる[23]．

　井村は，失語を大きく音韻型と意味型の 2 種類に分類する．上述の Yamadori & Albert の症例は意味型の失語といえる．また，井村の提唱した語義失語では，呼称の障害がみられるとともに，語義の理解障害がみられ，「メロンってなんですか？」などと，意味のわからない言葉を聞き返すのが特徴である．つまり音韻系列の聞き取りと復唱はできている．喚語の問題と語義理解の 2 つがみられる場合，2 方向性の障害（2-way anomia）

とよばれ，語義失語の特徴とされる．語義失語では漢字の読み書きにおいて，特徴的な誤りがみられる．漢字の音読はできるが，意味が理解できないために生ずる錯読（類音的錯読: 例えば，親父を「おやちち」と読むなど），錯書（類音的錯書: 例えば，眼鏡を「目金」と書くなど）がみられる．意味性認知症で観察される失語はこのタイプである．語義失語は「語音把握が正しく，復唱ができるのに，語義理解ができない」という点で，超皮質性感覚性失語に分類される．問題は，この症状が Wernicke のいうように，音韻系列を概念に変換する過程の異常なのか，それとも概念そのものの問題なのか，ということである．これを検証するのは困難な面が多いが，比較的軽症の語義失語において，具象名詞の語義理解が障害されていても，写真や絵などを用いてカテゴリー分けができること，実在語・非実在語の判別などを通して，語の概念については保たれる場合があることが報告されている[31,32]．このような症例については，W–L の図式 **図1** で，B は無傷で，B へのアクセス，B からの表出ができない，という図式で説明することが可能である．しかし，抽象語でみられる語義理解の障害については，こうした検討ができない．B そのものの問題という可能性も否定はできない．失語における意味の問題は，前項「2. 言語の成り立ちについて」で述べた，語の記号としての性質，とりわけシンボルの過程の障害と考えることもできる．呼称が成立するためには，対象物をカテゴリー化し，一般概念として扱う必要がある．この過程の障害がシンボルの障害に帰結する可能性がある．このような障害をもつ患者と意思疎通をとるためには，シンボル，つまり一般化された概念を使わないコミュニケーションの手立てを考えたほうがよい．シンボルが障害されていても，ほかの記号過程が保たれている場合がある．筆者はシンボルの過程に重篤な障害をきたした全失語の状態で，シンボル以外の記号（アイコン，インデックス）が残存し，コミュニケーションに寄与する症例を経験した[33]．記号媒体と表意内容の間の関係が恣意的（無関係）であることがシンボルの特徴であるのとは異なり，「アイコン」とは，絵文字や肖像画，図，擬音語などのように，記号媒体のもつ特性自体が表意内容となるものである．例えば携帯電話などで用いられる絵文字のりんごはりんごそのものではないが，形態的な類似性をもとにりんごを表意するアイコンである．この場合，絵文字が記号媒体，りんごが表意内容である．「ざわざわ」「しゃきしゃき」のような擬音語もアイコンに分類される．「インデックス」とは，記号媒体と表

意内容の間に，何らかの形で直接的な関連があるものである．例えばドアのノックは，来客がそこにいることを直接示すインデックスである．語の中では，「おはよう」，「こんばんは」といった時間に応じた挨拶は，挨拶が発せられる状況を直接的に示すという意味でインデックスである．また，指示代名詞もその場の状況と密接な関連があるため，インデックスに分類される．発語に「これ」，「それ」などの指示代名詞が頻出する失語症患者は，シンボルが障害され，インデックスが機能している可能性が高い．言語活動は，シンボル，アイコン，インデックスという複数の種類の記号が入り混じって成立している．表出，理解の保たれた語が記号としてどのような性質をもつかを考えることにより，概念の異常が浮き彫りになることがある．

　井村や Goldstein による音韻型失語/意味型失語の二分法は今日でも有効な分類法である．ここで思い出していただきたいのは，実際の臨床では純粋例は少ないということである．つまり，重度の失語症患者には，音韻型失語，意味型失語の両方の要素が合併してみられることがある．語義失語は，変性疾患（FTLD の意味性認知症）に伴って生じることがよく知られており，一般的と考えられているが，側頭葉前方を中心とした血管障害による損傷でも生じることが早くから示されている[34]．脳損傷が広範囲にわたる場合にみられる重度の失語では，音韻の問題が重篤なために，語義の問題については詳しく検査できないことが多い．Wernicke 失語で発症し，症状が改善した後に，語義の問題が残存したというケースも報告されている[34]．つまり，音韻と意味の問題は併存しうるのである．とりわけ重度失語の診察では，教科書的な分類にはとらわれず，このことを念頭において症例に接していただきたい．

6.　症候の実際

音声ファイル ▶付録 DATA 02-01a ～ ▶付録 DATA 02-01e

1. 住所を聞かれての発話．喚語困難があり，発語までに時間がかかり，不安定な音素レベルのエラー（発語失行の特徴）が出現している．[02-01a]

2. 当初，五十音を自発的に発音してもらったところ，カ行の途中で続行不能となった．一音節ずつの復唱では，ほとんどの音節を明瞭に発音可能である（成功するまでに複数の試行が必要な場合もある）．本症例では，音節の連結によって構音の劣化が生じることがわかる．これも発語失行の特徴とみなせる．[02-01b]

3. 呼称（いす）6個の絵を一つ一つ検査者が指さして，呼称してもらっ

> **症例1** 右半球前頭葉の脳梗塞でBroca失語をきたした症例
> （交叉性失語） 64歳男性右利き（矯正歴なし）
>
> 会話ができないこと，体の左側が動かないことを主訴に近医に救急搬送．右中大脳動脈領域の脳梗塞の診断で入院となった．神経学的には意識清明．左不全片麻痺あり．運動失語および口舌顔面失行あり．MRI上，右前頭葉下方，側脳室周囲白質，島，基底核，側頭葉前方に梗塞巣あり 図3．発話は非流暢で発語失行あり．聴理解，呼称，復唱，書字，読字のいずれにおいても，発症直後数日間は重篤な障害がみられたが，20日後には単語レベルの聴理解，読解には著明な改善がみられた．その後も緩徐に回復がみられ，発語失行，文レベルの書字，復唱の障害は残存したものの，言語機能には大きな改善がみられた 図4．本例は，右利き者の右病巣で観察された「交叉性失語」の症例である．言語機能の改善が良好だったのは，反対側（左半球）による代償が寄与した可能性がある．

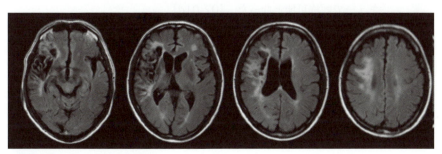

図3 症例1のMRI FLAIR画像
右中大脳動脈領域に梗塞巣がみられる．

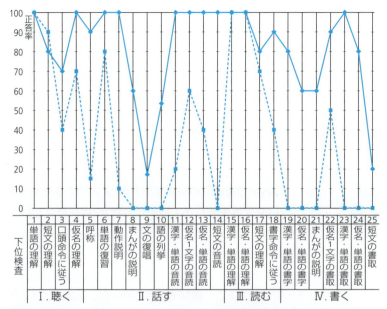

図4 発症直後（点線）と，2年後（実線）の標準失語症検査（SLTA）の比較
発話，理解，書字，読字のいずれにおいても著明な回復がみられた．

た．6個の絵の中にある，「机」「時計」の発語が聞かれたあと，「いす」と正解に至った．語性錯語である．[02-01c]

4. 呼称（はさみ）．喚語困難あり．まず「さ」と，目標語の二番目の音節が発音されている．Prepositioningとよばれる現象（後に来るべき音節が前倒しになる）．一音節の語頭音キューでは呼称不可．二音節のキューで呼称可能となった．[02-01d]

5. 呼称（鼻）喚語に時間がかかり，語頭音キューで正解．[02-01e]

症例呈示

症例2 左半球の脳腫瘍の腫瘍内出血後に可逆性のWernicke失語をきたした症例　64歳男性右利き

　既往歴に特記事項なし．半年ほど前から言葉が出にくいことを自覚．2カ月ほど前から症状に増悪がみられたものの，医療機関は受診しなかった．職業は重機のオペレータ．作業には問題がなかったが，日報を書くときに書くスピードが低下したこと，日頃は暗算でできた計算を行うのに計算機が必要になったのでおかしいと思ってはいた．約1カ月前に転倒し，近医でCTを撮影したところ，脳腫瘍を指摘され入院．7日後に突然症状の増悪がみられた．その際，神経学的には意識清明．運動および感覚に異常なし．Wernicke失語あり．CT上，左側頭葉から頭頂葉にかけて低吸収域あり 図5上段．入院7日後のCTでは，腫瘍内出血を認めた 図5下段．発話は流暢で構音には異常なし．時折錯語あるが，発話はおおむね実在語から構成されている．問いかけにも迅速に答えるが，会話は成立しない．理解は単語レベル，文レベルともに不良であり，呼称，復唱，書字，読字についても全く不可．数日後，症状は急速に改善した．腫瘍内出血による浮腫の影響もしくはてんかん性の失語が疑われる．

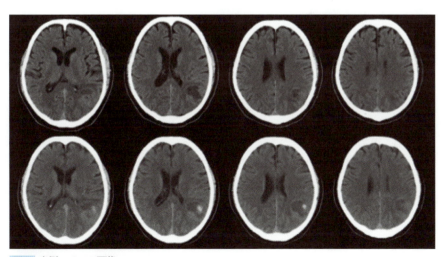

図5　症例2のCT画像
上段: 前医初診時のCTでは左側頭葉から頭頂葉にかけて低吸収域を認めた．
下段: 入院7日後のCTでは腫瘍内出血を認めた．

音声ファイル ▶付録 DATA 02-02a ～ ▶付録 DATA 02-02f

1. フリートーク

　会話のやり取りはスムーズで，東北地方の訛りはあるが日本語の音節はほぼ問題なく表出できている．日本語のわからない人がこのやり取りを聞けば，おそらく失語には気づかないだろう．本症例の場合，単語のレベルで意味不明な語は，冒頭で少し聞かれたほかは，ほとんど聞かれない．発せられる個々の単語のほとんどは実在語である．言語の理解についても重度の障害がみられるが，例えば「他に検査ありました？」という，yes/noでは答えられない質問に対して，それが質問で返答が期待されていることは理解されており，「まあそのくらいだろうだけども，そんなふうに思いました」，「そのくらい」，「そこまではまだいってないと思います」のように，指示代名詞を多く用い，とりつくろうような返答が聞かれる．また，「いつ入院しました？」という問いに対して，「今日」と答えている（入院したのは「今日」ではないので，問われたことに対して，内容としては正しく答えられてはいない）．また，「どこの病院にいた？」という質問に対し，「うち」という発語がなされている．「いつ？」，「どこ？」という疑問文に対して，形式上は正しく答えることはできている．しかし，発話内容としては不適切で，質問に対する答えにはなっていない．[02-02a]

2. 従命動作

　「左手で右肩に触ってください」「やってみてください」に対して，発話で何らかの返答はするものの，動作で反応することが求められていることが理解できない．[02-02b]

3. 復唱

　復唱の指示に対し，「口で言うんですか？」と指示が一部理解されているような返答が聞かれるが，復唱は全くできていない．復唱障害と考えてよいだろう．[02-02c]

4. 呼称

　目の前にある線画について，呼称が求められているという検査の枠組みは伝わっている様子が伺えるが，呼称は全くできない．「はたじ」「すぺる」

など，非実在語が発せられている．[02-02d]

5. フリートーク（2）

診察者が話しているときには聞き，質問が終わってから答えるという，会話における turn-taking（話者交替）は保たれているが，診察者の発話内容は全く理解されていない．[02-02e]

6. 失語回復後のやりとり

失語症発症時の内省が語られている．多少喚語困難はあるが，意味のあるやり取りが回復している．復唱もスムーズ．内言語は保たれているが，それを表出できなかった，という意味のことが内省として語られている．[02-02f]

症例3　63歳男性

言葉のしゃべりにくさの自覚あり，近医受診，頭部 MRI 画像で異常所見を指摘され脳神経外科に紹介された．左頭頂葉神経膠腫の診断にて開頭腫瘍摘出術を施行．術前評価で WAIS-3 は VIQ 106, PIQ 88, FIQ 98．発話に軽度の断綴性，迂言がみられた．

術後の検査では，自発語は迂言がみられるものの比較的流暢であった ▶付録 DATA 02-03a．単語や文章の復唱は，音韻性錯語が頻出し，接近現象がみられた．音韻数が増えるほど復唱障害は顕著となった ▶付録 DATA 02-03b．

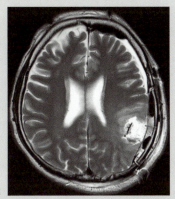

図6　術後頭部 MRI　T2 強調画像

7. 診察の仕方

　筆者がまず強く訴えたいのは，各自の観察を大切にしていただきたいということである．失語に関して経験の浅い医療者も，まずは患者に接してみて，その印象を自分なりに記載してみることを勧める．眼の前の患者は何ができないのか，そして何ができるのか，そして，言語機能のどの面がうまくいかないのか，という切り口でみていくことである[10]．失語症の診察は，コミュニケーション能力の評価でもある．まずはフリートークで，回答の自由度の高い，オープンエンドな質問にどの程度答えられるかを評価する．全失語とよばれる重篤な失語をもつ人であっても，発話，理解の能力は何かしら残っていることが多い．残存するコミュニケーションのチャネルをみつけることが診察の重要な目標となる．何はともあれ患者と話してみることから始めることを勧めたい．それには，敬意をもって患者に接しなくてはならない．失語症患者のなかには，言葉がわからないだけに，医療者の態度には敏感な人が多い．ラポール（2人の人の間にある相互信頼関係）が良好かどうかによって，コミュニケーションの質が全く異なるのは当然で，失語の評価にも大きな影響がある．信頼関係なしに定型的な検査を行うのは得策とはいえない場合が多い．診察，検査は患者にとって侵襲的になりうるので，あくまでも患者の都合に合わせ，了承，協力を得てから行うのが鉄則である．家族内ではそれなりにコミュニケーションが成り立つのに，医師とは全く話ができないという場合もよくある．それは上述のように，コミュニケーションには文脈があって，一般概念を媒介とする記号だけで成り立つものではないということのあらわれである．診察・検査によって破局的反応を引き起こす患者もいる．医療者と接することに苦痛を感じるようならコミュニケーションの評価などはできないので，この点には十分な配慮が必要である．

　多忙な臨床家，とりわけ医師には，限られた時間のなかで点数化できる指標を求める傾向がある．例えば標準的な失語症バッテリーの WAB（Western Aphasia Battery）では aphasia quotient（AQ: 失語指数）という数値が出る．WAB や標準失語症検査（Standard Language Test of Aphasia: SLTA）の下位項目をみれば，網羅的にみることはできる．WAB では，言語の理解や表出など，機能ごとの指数を出すことができる．

難しい理屈は抜きにして，言語能力をこういった数字で測りたい，というのが多くの臨床医の本音かもしれない．経時的な変化を客観的にあらわすのにも役立つ．それだけで十分，という人もいるかも知れない．しかしこのような定型的なバッテリーで評価できるのは，コミュニケーション能力の一部であることは覚えておいてほしい．標準的な検査以上に掘り下げたい場合，状況に即した患者のコミュニケーション能力を理解したい場合は，まずは，患者の全体像を知る必要がある．職業，教育歴，生育歴，家族構成などを基本情報として把握しておけばコミュニケーションの助けになる．結局のところ，患者の日常に即した話題がもっともよく言語の能力を引き出すのである．言語の理解度は，文脈や状況によって大きく変化する．日常の会話→診療上の質問→状況にそぐわぬ問い→状況に矛盾するような問い，の順に理解は難しくなる[16]．「これは何ですか？」，「ペンです」のような文脈を欠くやりとりは，通常の会話では出現しないのである．

　フリートークでのチェックすべきポイントとしては:
・コミュニケーションへの意欲はあるか？
・診察に協力的なのかどうか，警戒心はないか？
・病識があるか？
・性格変化はあるか？　もともとの性格はどうだったのか．
などがあげられる．患者と共通の話題があればみえてくるものは全然違ってくる．患者が興味をもつ事項を把握する努力は欠かせない．
　スクリーニングとしてざっと診察する場合，機能ごとの項目としては，「自発話」，「理解」，「呼称」，「復唱」，「書字」，「読字」の6項目で網羅できる．筆者はいつもこの6つを呪文のように唱えながら，見落としがないようにして診察を進めている．この項目に沿って，失語症状を自分なりの言葉で記述していけば，W-Lの図式 **図1** に基づく大雑把な分類ができる．例えば，自発話が流暢で復唱障害がなければ超皮質性感覚性失語，自発話が流暢で復唱障害があれば伝導失語，という具合である．
　それぞれの項目についてチェックすべきポイントをあげておく．

1）自発話

・流暢か非流暢か
　流暢性によって大雑把に失語型を分けることができる．一般に，Wer-

nicke 失語，伝導失語，健忘性失語，超皮質性感覚性失語は流暢，Broca 失語，超皮質性運動性失語は非流暢とされている（例外はある）．専門家の学会では，何をもって流暢，非流暢を分けるのかといった議論がなされることがあるが，あまり建設的ではない．流暢か非流暢かは，主観で決めてよい．自信がない場合は，経験のある人に一緒に発話を聞いてもらい，印象を話し合うとよい．

・構音障害があるか

　麻痺性のものか，それとも，より上位の障害（発語失行）か．これを判断するのは実はかなり難しい（4章「発語失行」を参照）．筆者のおすすめは，顔面や口周囲に明らかな麻痺がないかどうか，神経学的診察で四肢の小脳症状がないかどうか，をチェックすること．症状の判別が難しい場合は，画像所見を積極的に参照するべきである．運動関連の部位（運動野，錐体路，脳幹，小脳）に損傷がある場合は，麻痺性，失調性の構音障害である可能性が高い．構音障害の発症機序は多様である．筋，末梢神経，脳幹，錐体路などの白質，皮質（運動野，運動前野），そして基底核，小脳のどのレベルの障害でも生じる．構音障害の性状については，いろいろな記述の仕方があるが，構音障害の性状を聞いただけで損傷のメカニズムを推定するのは困難である．音韻（音節，音素）のカテゴリー（phonology）の誤りなのか，それとも音の物理的な特性（phonetics）の問題なのかを考えながら診察するのがよい．運動が実現される際の障害なのか，あるいはそれより高次の異常なのか，ということである．

・構音障害を呈する患者には，文字を書いてもらうのも重要である．書字が病前と同様に可能ならば，失語はないといってよい．
・文レベルでの発話が聞かれるか，それとも単語レベルか．
・残語はないか．重度の表出障害をもつ患者において，限られたいくつかの言葉（「どうも」，「すこし」など）が繰り返し表出される場合，それらを残語とよぶ．
・発語が全くないようにみえても，感情が動いたときや，ある状況とセットで偶発的に発話が生ずることはないか？
・状況によって発語や理解が低下あるいは促進することはないか（時折挨拶が出ることがある，仕事の話ならわかる，家族に対してはある，仕事の話ならできる，など）．
・喚語困難があるか：語音として模倣はできるが，一定の意味に応じて語

音を言えないことがある．これを喚語の困難という．

- 錯語が混じるか: 錯語には，音韻性錯語と意味性錯語がある．音韻性とは，音節や音素単位で誤ったものが選択されるもの．意味性錯語は異なる語が選択されるもの．また，音韻の系列化（並び方）の異常による錯語もみられることがある．
- 語はスムーズに想起されるか？
- 会話の開始はできるか？　受動的じゃないか？
- 語頭音のキューを与えると喚語が促進されないか？
- 語彙の制限をとりつくろうような，社交辞令風の発話が多くないか？
- 系列だと発話が滑らかになることはないか（1，2，3　月火水木金など）？

2) 理解

- 状況の判断を損なうような知能の欠陥，見当識障害，意識レベルの低下を合併している場合，どこまでが失語症状なのかを判別するのは困難な場合が多い．障害が失語性のものか，わからない状況はある．わからないときはわからない，と記載する．
- 単語レベルの理解については，絵や物品のポインティング（いくつかの選択肢のなかから語に対応するものを指差しで示してもらう）で調べる．
- 系列指示（3つ以上のものを並べ，検者が言った順番に指差ししてもらう）はできるか．
- 文レベルの理解（例えば，「右手で左肩を触ってください」など）が可能か．

3) 呼称

- 線画の呼称．筆者は「失語症語彙検査（TLPA）」の呼称検査で用いられる線画からいくつか選んで使用している．TLPAの呼称検査は10個のカテゴリーから20個ずつ，合計200個の線画から構成される．200語のうち100個は高頻度語，残りの100個は低頻度語である．インターネット上の画像検索で得られる線画で代用することもある．例えば「犬 線画」で検索するとたくさんヒットする．
- 線画の呼称ができなければ実物品の呼称を行う．
- カテゴリー（動物，植物，体部位，道具，固有名詞など）によって差が

みられるか.

- 錯語があるか, 喚語困難はどうか.
- 口頭での呼称ができなくても, 書称ができる場合がある. 特に漢字単語が顕著に保たれている場合がある. その場合はコミュニケーションのチャネルになりうる.
- 概念はわかっているが名前が出てこないのか, それとも, 概念のレベルで障害されているのか見極める努力をする.

4) 復唱

- 復唱障害の有無は超皮質性失語や伝導失語の診断に必須で, 重要な項目である.
- 無意味語と有意味語の間に乖離がないかどうか. 音節数によって復唱の成績が変化するか. いずれも伝導失語で特徴的にみられる所見である.
- 筆者は Mini-Mental State Examination (MMSE) で用いられる「みんなで, 力を合わせて綱を引きます」の復唱から始め, 文レベルの復唱評価を行う. これができれば復唱は良好といってよい. これができないようなら, 単語の復唱をしてもらう. 音節数を変えていくつかの単語で行う. 音節数が多いほど復唱のエラーが増える傾向を語長効果という.
- 接近現象（錯語に自分で気づき, 言い直し, 徐々に目標語に近づく）の有無をチェックする.

5) 書字, 読字（詳しくは 3 章「失読・失書」を参照）

- 障害が漢字優位か, カナ優位か.
- 省略, 置換, 系列の誤り（後に来るべき文字が前倒しになるなど）がみられるか.
- 類音的な錯読, 錯書がないか
- 逐字読みはないか.

8. 病巣の記述

　病巣は症例の特徴を記載するための一つの材料である.「このような病巣の方で, こういう症状がみられた」という, 言ってみれば患者の顔のようなもので, 患者の特徴を後から想起するための手がかりになる. 病巣の

定位の厳密さにはあまりこだわらなくてもよい．Broca 野とか Wernicke 野すら，個々の脳で正確に位置を決めるのが難しいのは上述のとおりである．大雑把な記載で十分である．しかし，脳解剖を頭に入れておくのは重要である．解剖を知り，病巣を記述するのは，教科書や文献を読みこなすためである．病巣を手がかりに，自分で観察した実際の症候が，過去に報告があるのか，文献上どのように記述されているのか照らし合わせる作業を行い，そのうえで，文献と合う面，合わない面に仕分けしていけばいいのである．そうすると，文献を批判的に読むことができ，自分なりの仮説も生まれてくる．そのようなプロセスを重ねることによって問題意識をもって患者を診察することができるようになる．そして，経験と知識が増えれば増えるほど，能動的に診察できるし，共感をもって文献が読めるようになるのである．チェックすべきポイントは下記の通り：

・まずは病巣の左右いずれに分布しているか．
・前頭葉，側頭葉，頭頂葉，後頭葉のいずれに分布しているのか．
・Broca 野（前頭葉後下部），Wernicke 野（上側頭回後方），縁上回が含まれているか．
・中心前回（発語失行の好発部位）が含まれているか．
・側頭葉前方（語義失語の好発部位）が含まれているか．
・白質損傷はどの程度か．大雑把な程度や，上記の部位や脳室，シルビウス溝との位置関係を記述するとよい．

　あまり難しく考えずに，アトラスなどを参照しながら，とにかく自分なりに病巣を記述してみるのがよい．失語症の病巣局在を考える上で，最も確かな原則は，右利き者の大部分が左半球の損傷で失語を生じるということである．しかし中には，上述の症例 1 のように，例外的に右利き者の中にも右半球の損傷で失語を生じる場合がある．これを交叉性失語という．あと気をつけるべきは，失語の責任病巣以外にみられる全体的な脳萎縮の有無，程度についてである．同じ大きさ，場所の病巣でも，もともと萎縮のある脳と萎縮のない脳では，損傷のインパクトは大きく異なる．このことはもっと強調されてもよいと思う．

　最後に，変性疾患の失語についても，脳損傷後の失語についても，純粋な失語だけの症候が観察されることはむしろ少ない．脳損傷が脳機能全体に及ぼす影響を忘れてはいけない．例えば意識障害や注意障害，遂行機能

障害，処理速度の低下は失語とは別個に生じうるが，これらの問題でも会話のレベルは低下する．患者の呈する症候のうち，可能な限り，言語過程とそれ以外の過程を分けて考える必要がある．失語の正しい評価のためには，言語以外の認知機能についてもよく理解し，それぞれ評価するのが望ましい．高次脳機能障害の診察全体についていえることだが，狭く深くよりも広く浅く網羅するよう心がけたほうが患者の全体像を把握しやすいと感じる．

【文献】
1) 山鳥　重. 知・情・意の神経心理学. 東京: 青灯社; 2008.
2) E. カッシーラー. シンボル形式の哲学＜1＞言語. 東京: 岩波書店; 1989.
3) Peirce C. Collected papers of Charles Sanders Peirce. volume Ⅱ. Elements of logic. Harvard University Press; 1932.
4) Deacon TW. The symbolic species: The co-evolution of language and the brain. WW Norton & Company; 1998.
5) 丹治和世. 言語機能の生理学. Clin Neurosci. 2013; 31: 771-4.
6) 丸山圭三郎. 分化＝記号のブラックホール. 東京: 大修館書店; 1987.
7) Broca P, Remarques sur le siège, le diagnostic et la nature de l'aphémie. Bulletin et mémoires de la Société Anatomique de Paris. 1861; 6: 330-57.(萬年　甫　訳. 秋元波留夫, 大橋博司, 杉下守弘, 他編. 神経心理学の源流　失語編 上. p.21-45. 東京: 創造出版; 1982)
8) Head H. Aphasia and kindred disorders of speech. Cambridge University Press; 1926.
9) Duffy RJ, Liles BZ. A translation of Finkelnburg's (1870) lecture on aphasia as "asymbolia" with commentary. Journal of Speech and Hearing Disorders. 1979; 44: 156-68.
10) Jackson JH, Selected writtings Ⅱ. Arts & Boeve publishers; 1932.
11) Vigotsky L. Thought and language. MIT press; 1986.
12) Jakobson R. Two aspects of language and two types of aphasic disturbances. Fundamentals of language; 1965.
13) Benson F, Ardila A. Aphasia. Oxford University Press; 1996.
14) Wernicke C. in Die deutsche Klinik am Eingange des zwanzigsten Jahrhunderts, Ⅵ (eds. Ernst von Leyden, vonFelix Klemperer) 487-556 (1906).(Translated in Eggert G. Wernicke's works on aphasia. Mouton. 1977)
15) Marie P. Révision de la question de l'aphasie: la troisième circonvolution frontale gauche ne joue aucun rôle spécial dans la fonction du langage. Semaine medicale. 1906; 26: 241-7.(村田春枝, 大橋博司 訳. 大橋博司, 濱中淑彦　編著. Broca 中枢の謎. 東京: 金剛出版; 1985.)
16) 井村恒夫. 失語症論. 東京: みすず書房; 2010.
17) de Oliveira-Souza R, Moll J, Tovar-Moll F. Broca's aphemia: The tortuous story of a nonaphasic nonparalytic disorder of speech. Journal of the History of the Neurosciences. 2016; 25: 142-68.
18) Darley FL, Aronson AE, Brown JR. Motor speech disorders. Saunders, 1975.
19) 大東祥孝. 失語症候論の現在: アナルトリーの系譜. 精神医学史研究. 2009; 13: 48-

53.

20) Mohr JP, Pessin MS, Finkelstein S, et al. Broca aphasia: Pathologic and clinical. Neurology. 1978; 28: 311-24.

21) Wernicke C. Der aphasische Symptomencomplex: Eine psychologische Studie auf anatomischer Basis. Cohn & Weigert, 1874.(Translated in Eggert G. Wernicke's works on aphasia. Mouton. 1977)

22) Wernicke C. in Gesammelte Aufsätze und kritische Referate zur Pathologie des Nervensystems (Translated in Eggert G. Wernicke's works on aphasia. Mouton. 1977).

23) Goldstein K. Language and language disturbances; aphasic symptom complexes and their significance for medicine and theory of language.(1948)

24) Goodglass H. Understanding aphasia. Academic Press; 1993.

25) 山鳥　重. 言葉と脳と心. 東京: 講談社; 2011.

26) Buchsbaum BR, Baldo J, Okada K, et al. Conduction aphasia, sensory-motor integration, and phonological short-term memory- An aggregate analysis of lesion and fMRI data. Brain and Language. 2011; 119: 119-28.

27) Hickok G, Poeppel D. The cortical organization of speech processing. Nat Rev Neurosci. 2007; 8: 393-402.

28) 松田　実, 鈴木則夫, 長濱康弘, 他. 純粋語唖は中心前回症候群である: 10例の神経放射線学的・症候学的分析. 神経心理学. 2005; 21: 183-90.

29) Itabashi R, Nishio Y, Kataoka Y, et al. Damage to the left precentral gyrus is associated with apraxia of speech in acute stroke. Stroke. 2016; 47: 31-6.

30) Yamadori A, Albert ML. Word Category Aphasia. Cortex. 1973; 9: 112-25.

31) 三浦利奈, 田淵実治郎, 遠藤佳子, 他. 語義失語患者に認められた「語義」障害について. 失語症研究. 2000; 20: 157-64.

32) 中島明日佳, 船山道隆, 小嶋知幸, 他. 語義失語あるいは超皮質性感覚失語の語義理解障害をどう考えるか. 高次脳機能研究. 2011; 31: 439-48.

33) 丹治和世. コミュニケーション障害の視点から. 高次脳機能研究. 2015; 35: 183-9.

34) 井村恒夫. 失語症論. 東京: みすず書房; 2010.

〈丹治和世〉

Chapter 3
失読・失書

Key Words
失読（alexia），失書（agraphia），
失読失書（alexia with agraphia），
逐字読み（letter-by-letter reading），
なぞり読み，失語性失読/失書

失読・失書の評価法

ベッドサイド
1. 商品ラベル，薬品名，新聞や雑誌の見出しの音読と読解（漢字と仮名文字両方）
2. 名前，住所，物品の自発書字と書き取り（漢字と仮名文字両方）

付録 DATA 03-01

検査室
1. 標準失語症検査（SLTA）
2. WAB 失語症検査（WAB）
3. SALA 失語症検査（SALA）

1. はじめに

　社会生活をおくる上で，読み書きは必要不可欠なものである．しかし，実際の臨床現場では，読み書きの障害，すなわち失読や失書は見逃されることが意外に多い．その背景には，入院生活では読み書きを行う機会が少なく患者自身が障害を自覚しにくいことに加え，その評価法についても初

学者にとってはわかりにくいという現状があるのではないだろうか．そこで，本章では，読み書きの障害の分類や検査法について簡単な解説を行う．

障害の特徴を見極めていく上で注意すべき点がいくつかある．ひとつは，「音読」と「読解」，「書き取り」と「自発書字」を区別して考えることである．我々は文字を読む際に意味内容を理解する「読解」ができているからといって声に出して読む「音読」ができるとは限らず，逆に「音読」ができたから「読解」ができているとは限らないということである．書字に関しても，聞いた言葉をそのまま書く「書き取り」では意味内容を理解していない言葉であっても文字を知っていれば書けるが，「自発書字」では表現したい内容を言葉や文章に変換しないと書くことができない．二つ目は，漢字と仮名では読み書き障害の程度が異なる可能性がある点である．これは，一般的に漢字は一つ一つの文字が意味を表す"表意文字"であるのに対し，仮名文字はそれぞれが音を表す"表音文字"であり，情報処理を行う脳内基盤がそれぞれ異なることに起因している．

2. 読み書き障害の神経学的分類

読み書きの障害を考える上で，その症状が失語によるものなのか否かを評価することが重要である 図1．"言語"の障害である失語症があれば，

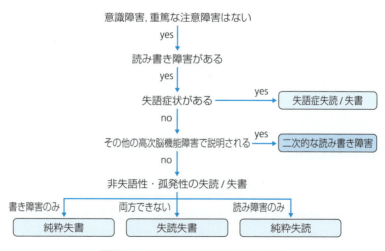

図1 読み書き障害の神経学的分類手順

当然読み書きにも問題が生じるため，話す・聴くなどを含めた言語機能全体の診察を最初に行う必要がある．話す・聴く能力に異常がない（あるいはほとんどない）にもかかわらず読み書き障害を認める場合，次に失語症以外の原因，具体的には半側空間無視や構成障害，失行などによる二次的な障害の可能性を考える．また，脳血管障害の急性期にしばしばみられる軽度の意識障害や注意障害でも書字障害が生じ得るため注意を要する．

これらの可能性も否定できた場合を狭義の読み書き障害，すなわち失読（alexia）や失書（agraphia）とよぶ．さらに読字と書字が両方障害されている場合を"失読失書"，読字のみが障害されたものを"純粋失読"，書字のみが障害されたものを"純粋失書"という（読字あるいは書字の"純粋"な障害ではなく，どちらかが優位に障害されている場合を指すことも多い）．

A. 非失語性・孤発性の失読/失書

失語症がない，すなわち聴く・話すという音声言語は保たれているにもかかわらず，読み書きができない状態であり，失読/失書といえば一般にこのような非失語性のものを指す．なお，失語症の長期経過ののちに，音声言語が改善し，読み書きの障害が主症状となった場合は非失語性の失読失書としては扱わない．

1）純粋失読 表1

聴く・話す（音声言語）にはほとんど問題がみられず，書くことも概ね正常に保たれているにもかかわらず，読みだけが障害された状態を純粋失読（pure alexia）とよぶ．

表1 純粋失読の症状と病巣による特徴

症状	病巣による特徴
1. 失語がないのに読めない 2. 読字障害≫書字障害 3. 逐次読み（1文字ずつゆっくり読む） 4. 自分が書いた字も読めない 5. Schreibendes Lesen（なぞると読める） 6. 語長効果（長い言葉ほど読むのが困難） 7. 右同名半盲の合併	（古典型）左後頭葉内側面＋脳梁膨大部 ・文字種によらず読みが低下，右半盲 （非古典型）左紡錘状回 ・漢字に障害が強い，右上四分盲 （非古典型）後頭葉後部 ・仮名に障害が強い，右半盲・四分盲

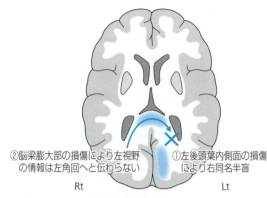

②脳梁膨大部の損傷により左視野　①左後頭葉内側面の損傷
　の情報は左角回へと伝わらない　　により右同名半盲
Rt　　　　　　　　　　　　　　　　　　　　　Lt

図2　古典的純粋失読の障害機序
右視野に呈示された文字は①による右半盲のため読むことができず，左視野の文字は右後頭葉までは到達するものの，②の障害により対側の左言語野まで到達することができず，結果的に左右両視野の文字が読めなくなる．

　読めるのに書けないという状況は日常でもよく経験するが（"薔薇"は読めるが，なかなか書けない），その逆ともいえる本症候は非常に特異であり，しばしば自分が書いた文字ですら読むことが困難となる．文字の形をなぞることによって音読が可能となる"Schreibendes Lesen"，"kinesthetic facilitation"という現象も知られており，これは視覚ではなく触覚を用いた読字の経路が保たれていることを示している．さらに，文字がある程度読めたとしても，1文字ずつゆっくりにしか読めない逐字読み（letter-by-letter reading）も純粋失読の特徴である．こうした読み方のため，長い言葉ほど読むのが困難となり（語長効果），文章を読むのに非常に時間がかかり，結果的に内容の理解に至らないこともしばしばである．

　責任病巣は様々であるが，脳梁膨大部の病変を含む古典型と，脳梁膨大部の病変を含まない非古典型に大別される．古典型は，「①左一次視覚野＋②脳梁膨大部」の2領域にまたがる病変による症候である 図2．一方，非古典型は，文字・単語の形態認知などに関わる脳領域の障害によると考えられており，左紡錘状回型と後頭葉後部型に大別される．左紡錘状回型では漢字に，後頭葉後部型では仮名に強い失読が生じることが報告されている[1]．

表2 純粋失書の症状と病巣による特徴

症状	病巣による特徴
1. 失語がないのに書けない 2. 書字障害≫読字障害 3. 写字は保たれる	(前頭葉性) 左中前頭回後部 ・仮名文字で省略や順序の間違い (頭頂葉性) 左上頭頂小葉 ・字形の歪みや運筆の誤り,写字も歪むことがある

2) 純粋失書 表2

　話す・聴く・読むことには障害を認めず,手指の運動障害や行為・構成の障害では説明できない書字の障害を純粋失書(pure agraphia)とよぶ.

　左中前頭回後部病変による"前頭葉性純粋失書"と左上頭頂小葉病変による"頭頂葉性純粋失書"が代表的な病型である.左中前頭回後部は古くからExnerの書字中枢とよばれ,この領域の損傷による前頭葉性純粋失書では,仮名文字の省略や順序の間違いがみられることが特徴である.左上頭頂小葉の損傷による頭頂葉性純粋失書は,字形の歪みや運筆(筆の動か

> **症例1** 純粋失書の一例
> 　　　　78歳右利き男性　不動産業
>
> 　左内頸動脈狭窄に対して頸動脈ステント留置術を施行したところ,術後より右片麻痺と失語症が出現した 図3.その後,失語症状が消失したにも関わらず,自分の名前すら書けない重度の書字障害が持続した.
>
> 　本症例の書字障害について,失語症やその他の高次脳機能障害による可能性の除外と,障害機序を明らかにするために,いくつかの掘り下げ検査を実施した.SLTAとWAB失語症検査の結果,失語症・失行・構成障害・半側空間無視を示唆する所見は認めず,本症例は純粋失書であることがわかった.さらに,仮名書字に必要な音韻操作能力の検査や,仮名・漢字一文字の書き取り検査を施行したところ,仮名の書字障害が特に重度であったことから,本症例は前頭葉性の純粋失書に近い状態と考えた 図4.

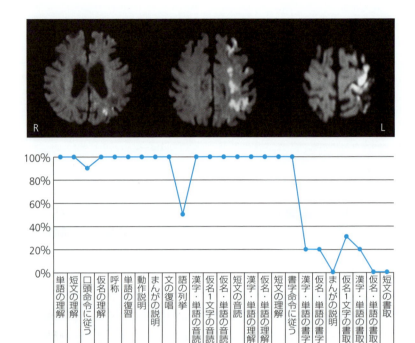

図3 症例1のMRI所見, SLTA所見
MRIにより左前頭葉から頭頂葉にかけて病巣を認めた．約1カ月で失語症状は消失し，SLTAの下位検査では書字の低下が目立つようになった．

し方)の異常など，書字運動に関係する障害がみられる．純粋失書では，写字は保たれていることが多いが，頭頂葉性純粋失書では写字での運筆の異常が報告されている[2]．

3) 失読失書 表3

読字と書字の両者が障害されることを失読失書(alexia with agraphia)とよび，左角回の損傷により生じることが古くから知られている．読みに関しては漢字と仮名で障害のされ方が異なり，仮名読みでは音韻性錯読("とけい"→"といけ")が，漢字読みでは意味性錯読("時計"→"じかん")が目立つという特徴がある．また，仮名一文字よりも，単語の方が読みやすい傾向があり，純粋失読とは異なりなぞり読みは有効ではない．書字に関しては，漢字・仮名ともに錯書や文字形態の想起障害があり，写字

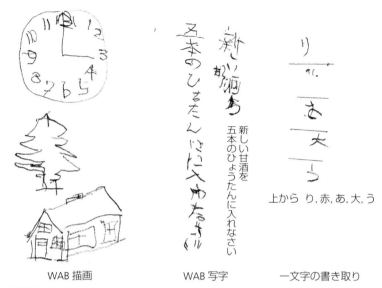

図4 症例1の描画，書字所見
非利き手（左手）を使用した．描画，写字に共通して非利き手使用による字形の歪みがみられるが，書き取りでは字形想起困難がみられる．

表3 失読失書の症状と病巣による特徴

症状	病巣による特徴
1. 失語がないのに読めない，書けない 2. なぞり読みは有効ではない 3. 写字は保たれる	左角回 ・読字障害＞書字障害 ・読みは仮名障害＞漢字障害 ・仮名1文字の読みが悪い ・書きは漢字障害＞仮名障害 左側頭葉後下部 ・漢字の読み書き障害が顕著 ・仮名は逐次読み

は保たれている場合が多い．

　左下側頭回後部の損傷でも失読失書が生じるが，この場合，漢字に選択的な障害が起こることが知られている．これは同部位が文字の形態-意味処理に関わるためと説明されている[3]．

B. 失語性失読/失書

　失語症タイプによって読み書き障害の程度は異なることが知られている．一般的に，読解は仮名より漢字単語の方が容易であり，音読は仮名文字や無意味単語よりも仮名単語の方が容易である．また，書字については発話症状を反映した誤りがみられることが多い．

C. その他の高次脳機能障害による二次的な読み書き障害

　注意障害，視空間認知障害，行為の障害，構成障害などの失語症以外の高次脳機能障害によっても読み書きの異常がみられることがある．

1）無視性失読

　半側空間無視のため，無視側にある単語を見落としたり，単語の無視側の文字を読み誤ったりする．右頭頂葉を中心とした病変でみられる．

2）注意性失読

　文字や単語，数を単体で読むことは可能であるが，同時に複数の単語が呈示されると読み飛ばしや読み誤りが生じる．選択的注意障害に起因する症状と解釈される．

3）空間性失書

　右半球病変による視空間認知障害の結果引き起こされる書字の障害である．文字を紙の右半分に書いたり，文字列が斜めになったり，波うったりする．文字の反復や不適切な空白の挿入がみられることもある．

4）失行性失書

　書字運動プログラムの障害によって起こる書字障害である．文字の知識や手の運動機能に問題がなく，錐体外路障害や小脳性運動失調を認めないにもかかわらず，文字形態の障害が生じる．文字の書き出しに戸惑い，運筆が中断し，書字速度が低下し，努力性で何度も書き直す．自発書字，書き取り，写字すべてに障害を認めるが，写字によって失書症状の改善が認められる．左頭頂葉から運動前野に至る書字の運動処理過程の損傷で生じ，通常は両手に失書が出現する．

52

5）構成失書

書字における構成面の障害による症候である．書字の空間的位置関係の障害であるため，錯書は生じない．文字の部分的な欠落や，文字の構成要素の組み合わせ，大きさ，空間的位置が変化し，文字を一つのまとまりとして構成することが困難になる．左頭頂葉の病変で生じ，仮名よりも形態的に複雑な漢字の障害が目立つ．

3. 読み書きの認知神経心理学的分類

読み書きの認知神経心理学的分類とは，失語性の失読や失書でみられる音読や書き取りの特徴的な誤反応を，健常者における言語情報処理モデルと照らし合わせて分析・分類する試みである．今日までに様々な認知モデルが提唱されているが，"意味経路"，"語彙経路"，"音韻経路"といった複数の経路を想定したものが一般的である[4] 図5．

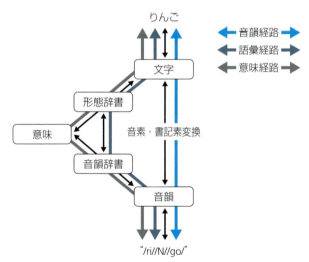

図5 読み書きの認知モデルの例（鈴木[4]を参考に作成した）
"りんご"という文字を音読するためには3通りの情報処理経路が想定される．音韻経路："り・ん・ご"という文字（書記素）を一文字ずつ視覚的に認識し，順々に音韻へ変換していく経路，語彙経路："りんご"をひとまとめ単語として音韻に変換する経路，意味経路："りんご"という言葉の意味を理解した上で，音韻に変換する経路．

表4 単語の対応関係表

	規則語	例外語	非語
英語	lunch, apple	yacht, science	beed, cigbet
日本語	仮名単語 　例: あした，みかん 漢字単語（典型読み） 　例: 石油，医学	漢字単語（例外読み） 　例: 煙草，海老	仮名非単語 　例: うよひ，ふこれ 漢字非単語 　例: 味想，表品

(櫻井[5]を一部変更)

　なお，認知モデルの多くは英語圏の研究者が提唱したものであるため，日本語の漢字単語と仮名単語が英語圏のどのような単語に対応するかを理解する必要がある．一般的に"規則語"は仮名単語と典型読みをする漢字単語（ex 石油）に対応し，"例外語"は綴りと音韻の関係が規則的ではない読みをする漢字単語（ex 息子）や個々の漢字1文字の読み方とは無関係に単語全体で決められている読み方である熟字訓（ex 煙草）に対応すると考えられている[5] **表4**．単語の種類により用いられる経路が異なると考えられており，"規則語"は意味経路，語彙経路，音韻経路のいずれでも処理できるが，"例外語"は意味経路と語彙経路のみで，"非語"は，音韻経路のみで正しく処理される．

A. 表層失読/失書 ···

　意味経路と語彙経路の障害によって生じる誤りであり，規則語や非語の音読は保たれるが，例外語を規則的に音読してしまう錯読がみられる（規則化錯読;"海老"→"カイロウ"）．書き取りにおいても，音読と同様に例外語で意味を無視して同じ読みの音に綴りを誤る（規則化錯書または類音性錯書;"海老"→"絵尾"）．超皮質性感覚性失語症やWernicke失語，原発性進行性失語の一つである意味性認知症で出現することが知られている．

B. 音韻失読/失書 ···

　音韻経路の障害によって生じる誤りであり，規則語，例外語の音読は保たれるが，非語の音読が障害され語彙化錯読（"うよひ"→"うさぎ"）がみられる．書き取りにおいても読字と同様に非語が障害される．Broca失語や伝導失語やWernicke失語で出現する．

C. 深層失読/失書

　音韻経路の障害に加え，語彙経路の障害と意味経路の軽度の障害により生じる症状である．非語の音読障害と単語の意味性錯読が特徴的で，音韻失読とは意味性錯読の有無で鑑別される．名詞や形容詞（内容語）に比べ，前置詞，接続詞，助動詞など（機能語）の読みが困難となる（品詞効果）．また，イメージしやすい名詞（「電話」，「手術」などの具象語）のほうが，抽象的な名詞（「意識」，「自信」などの抽象語）よりも読みやすいという特徴もある（心像性効果）．深層失読が軽快して音韻失読に移行することがある．書き取りにおいても音読と同様に非語と単語に障害がみられ，品詞効果，心像性効果を認める．

4. 日本語の読み書きモデル

　櫻井は，神経機能解剖に基づいた読みと書き取りの認知モデルを提唱している[6,7]．図6．読みモデルについては，視覚情報が一次視覚野から①単語の音韻情報が存在するWernicke野へ至る"音韻経路"と，②単語の形態情報が存在する側頭葉後下部へ至る"形態経路"の2つの経路が想定されている．一方，書字のモデルでは，音韻情報が一次聴覚野から①音素-書記素変換が行われる角回を経由する"音韻経路"と，②単語の形態情報が存在する側頭葉後下部から角回皮質下を通って運動覚情報が存在する上頭

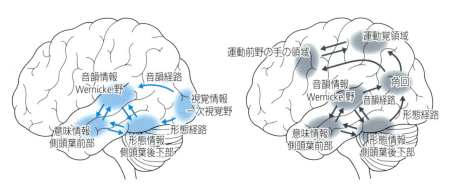

図6 神経機能解剖に基づく読み（左）と書き取り（右）の認知モデル （櫻井[6,7]を参考に作成）
この認知モデルでは，仮名は音韻経路と形態経路で並列処理され，漢字は主に形態経路で処理される．しかし，処理頻度が高い単語については形態経路の関与がより多くなる．こうした点から本モデルは"重みづけられた二重回路"ともよばれている．

頂小葉に到達する"形態経路"の2つが想定されている．このモデルは，実際の病巣部位と機能障害の対応がわかりやすく，臨床場面においても応用しやすい．

5. 検査方法

　読み書き障害は脳損傷後に起こることが多いため，初回評価はベッドサイドで行うことが多い．読み書きの能力は教育歴，職業などにより病前の能力が異なるため，利き手と合わせて教育歴，職歴，コンピューター，携帯電話の習熟度についても確認したい．病前の書字サンプルがあれば，病後と比較しやすい．

　読みのスクリーニングでは，予め単語や文章を準備しておくことが望ましいが，そうしたものがない場合は，薬品ラベル，新聞，雑誌などを用いて音読と読解それぞれの評価を行う．書字のスクリーニングを行う際は，麻痺などにより筆記具をきちんと持つことができないことや，筆圧が不十分なことがよくあるので，ボールペンではなく柔らかい鉛筆を使うほうがよい．また，右手に麻痺がある場合でも，左手による書字評価を行う必要がある．住所や名前を書かせてもよいが，これらは頻繁に書く単語であるため検査項目としては不十分である．口頭指示や物品呈示により，自発書字と書き取りを評価する．

　失語症検査として本邦で広く用いられる SLTA と WAB であるが，読み書きの検査項目も含まれており，スクリーニング検査としても有用である．しかし，読み書き障害の詳細なメカニズムを検討するには"掘り下げ検査"を行う必要がある．掘り下げ検査は市販されているものもあるが，患者に合わせて自ら作成する必要もある．ここでは，言語聴覚士がしばしば用いる検査（の一部）を表に示し **表5**，さらに認知神経心理学的分類を行うために筆者らが自作した検査例を示す **＞付録 DATA** 03-01．

6. 最近の研究

　6000〜5700 年前にメソポタミアで誕生したとされる書字であるが，近年のパーソナルコンピュータの急速な普及により，今やその役割はタイプライティングに置き換わりつつある．こうした生活様式の変化に伴い，脳

表5 読み書きに関する検査

レベル			代表的検査・掘り下げ検査例（検査名: 下位検査）
読む	読解	単語	SLTA: 漢字単語の理解, 仮名単語の理解 WAB: 文字単語と物品の対応, 文字単語と絵の対応 失語症語彙検査: 語彙判断検査Ⅰ・Ⅱ・Ⅲ・Ⅳ, 名詞理解検査, 　動詞理解検査 SALA 失語症検査: 語彙性判断, 名詞の読解, 動詞の読解, 名詞 　の類似性判断, 動詞の類似性判断 標準抽象語理解検査
		文・文章	SLTA: 短文の理解 WAB: 文章の理解, 文字による命令文 失語症構文検査: 読解 SALA 失語症検査: 文の読解, 位置関係を表す文の読解
	音読	文字	SLTA 失語症検査: 仮名1文字の音読 100単音節検査
		単語	SLTA: 漢字単語の音読, 仮名単語の音読 SALA 失語症検査: 単語の音読Ⅰ・Ⅱ・Ⅲ, 無意味語の音読
		文・文章	SLTA: 短文の音読
書く	書字	単語	SLTA: 漢字単語の書字, 仮名単語の書字 WAB: 指示に従って書く 失語症語彙検査: 名詞表出検査, 動詞表出検査 SALA 失語症検査: 書称Ⅰ・Ⅱ 特殊表記検査[10]
		文・文章	SLTA: まんがの説明 WAB: 書字による表現
	書き取り	文字	SLTA: 仮名1文字の書取 小学校低学年で習得するやさしい漢字1文字46文字と仮名46文 字の書き取り検査[8] 100単音節検査[10]
		単語	SLTA: 漢字単語の書取, 仮名単語の書取 SALA 失語症検査: 書取Ⅰ・Ⅱ, 無意味語の書取 特殊表記検査[10]
		文・文章	SLTA: 短文の書取
	モーラ分解・抽出		モーラ分解・抽出検査[9]
写字			WAB: 写字

3
失読・失書

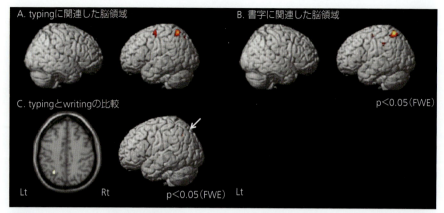

図7 書字時とタイピング時の賦活部位
タイピングと書字の両課題に共通する脳領域は左上頭頂小葉，左縁上回，Exner の書字中枢として知られる左前頭前野であった．タイピング課題と書字課題を比較すると，左頭頂間溝後部内側皮質がタイピング課題時に強く賦活する．

　損傷患者が社会復帰をする際に求められる能力にも変化が生じており，タイピングができないことを主訴とした症例も近年増えてきている．こうした時代背景の中，Otsuki ら[11]は左前頭葉脳梗塞によりタイピングに選択的な障害が生じた症例を報告し，その症候を dystypia（失タイプ）と名づけた．dystypia はすでに何例か報告されており，多くは左前頭葉に病変を有していることがわかってきている．また，Higashiyama ら[12]の健常者を対象とした functional MRI の検討からも，Exner の書字中枢として知られる左前頭前野と左頭頂葉（上頭頂小葉，縁上回）には，タイピングと書字課題それぞれで賦活を認めるが，一部賦活部位が異なっていることが示されている 図7．

　スマートフォンの世界的な普及により，文字の入力様式は近年ますます多様化の様相を呈している．失タイプにつづいて，"失スマホ"，"失顔文字"，"失絵文字" などの新たな症候が教科書に載る日も，そんなに遠くないのかもしれない．

【文献】

1) Sakurai Y, Yagishita A, Goto Y, et al. Fusiform type alexia: Pure alexia for words in contrast to posterior occipital type pure alexia for letters. J Neurol Sci. 2006; 247: 81-92.

2) 石合純夫, 杉下守弘, 李英愛, 他. 失書における文字書き下し過程: 角回性失読失書, 頭頂葉性純粋失書各1例の検討. 失語症研究. 1993; 13: 264-71.

3) Iwata M. Kanji versus Kana: Neuropsychological correlates of the Japanese writing system. Trends Neurosci. 1984; 7: 290-3.

4) 鈴木匡子. 読み書きの半球差. In: 岩田 誠, 河村 満, 編. 神経文字学: 読み書きの神経科学. 1版. 東京: 医学書院; 2007. p.63-76.

5) 櫻井靖久. 読み書きの神経基盤. 神経内科. 2008; 68 (Suppl. 5): 248-55.

6) 櫻井靖久. 漢字と仮名のPETスキャン. 神経進歩. 2002; 46: 875-82.

7) Sakurai Y, Onuma Y, Nakazawa G, et al. Parietal dysgraphia: Characterization of abnormal writing stroke sequences, character formation and character recall. Behav Neurol. 2007; 18: 99-114.

8) 杉下守弘. 漢字・仮名の音読および書取テスト. In: 杉下守弘, 編. ワークシート式失語症言語訓練講座. 1版. 東京: 三輪書店; 2003. p.148-52.

9) 綿森淑子. 単語のモーラ分解・抽出能力検査. In: 福迫陽子, 伊藤元信, 笹沼澄子, 編. 言語治療マニュアル. 1版. 東京: 医歯薬出版; 1984. p.55-7.

10) 毛束真知子. 読み書き障害の評価. In: 田川皓一, 編. 神経心理学評価ハンドブック. 1版. 東京: 西村書店; 2004. p.188-97.

11) Otsuki M, Soma Y, Arihiro S, et al. Dystypia: isolated typing impairment without aphasia, apraxia or visuospatial impairment. Eur Neurol. 2002; 47: 136-40.

12) Higashiyama Y, Takeda K, Someya Y, et al. The neural basis of typewriting: A functional MRI study. PLoS One. 2015; 10: e0134131.

＜浜田智哉, 東山雄一, 田中章景＞

Chapter 4
発語失行

Key Words
発語失行，中心前回，進行性非流暢性失語，
非流暢/失文法型原発性進行性失語，
AOS，PNFA，nfvPPA

発語失行の評価法

ベッドサイド
1. 失語症の有無の確認:
   自発語，聴覚的理解，復唱，視覚性呼称，読み書きを評価.
   緘黙時には聴覚的理解，視覚性書称，読解そして書きを評価.
2. 口部顔面失行の有無の確認
   ▶付録 DATA 04-01

検査室
1. 標準失語症検査（SLTA）
2. WAB 失語症検査

1. はじめに

　発語失行（apraxia of speech: AOS）は，内言語の障害である失語症とは明確に区別されるべき病態であり，構音器官に運動障害がないにも限らず構音がうまくできない，発話運動プログラミングの障害である．最近では，失語が前景に立つ変性疾患が注目され，AOS の症候を理解することの重要性も高まっている．失構音（anarthria）の用語が用いられることも

あるが，ほぼ同一の病態である．近年，国内でも AOS という用語が用いられることが一般的になったのは，その背景には運動障害や感覚障害がなく指示内容も理解できているにも関わらず意図する音声を実現できないという病態理解が浸透したことがあると思われる．

2. AOS の概念，症候学の特徴

　発話の過程には，(1) 語の探索，(2) 発話運動プログラミング（どういった手順で言葉を発するかの計画立案），そして (3) 効果器の運動の3段階がある．この過程の内，AOS は (2) の障害である．AOS は，内言語の障害である失語症，発話運動に関わる効果器の運動障害である構音障害 (dysarthria) とは区別される．AOS は典型的な Broca 失語の発話面における中核症状であるが，失語症を伴わず AOS のみを呈することもある（純粋 AOS）．純粋 AOS の存在は，AOS が失語症とは独立した症候であることを裏づけている（2章「失語症」を参照）．

　AOS は構音の歪み（聞き取って書き取ることが難しい発話），音節（日本語における最小単位で母音もしくは子音＋母音からなる）から音節への渡りの悪さ，発話開始時の努力性そして試行錯誤を伴う音節と口形の探索行動などで特徴づけられる発話異常である．構音障害の原因が舌の麻痺であれば，舌で構音する "ら行" の構音が悪くなるというように麻痺性構音障害に際しては麻痺の起こる部位によって構音の誤り方が一定であるのに対して，AOS においては同じ音節や単語であっても上手く言える時と言えない時があり，上手く言えない場合にも誤り方が一貫しないとされる．しかし，その非一貫性が必ずしもはっきりしないこともあり，AOS に必須の条件とは言い切れない．また，音節から音節への渡りの悪さは小脳症状としての構音障害を記述する際に用いられることが多い "断綴性" と言い換えることもできるが，構音の誤りの非一貫性といった特徴は小脳損傷時の発話のように聞こえることもあり，音声を聞いただけで判断することが困難なこともある．

　喚語困難，文法障害（助詞の混乱や，単語から文を構成することの障害），理解障害，そして読み書きの障害は失語症状であり，これらの症状は AOS と区別されなければならない．

　ただし脳血管障害の発症当初において軽度な仮名の書き誤り（錯書）を

62

合併することが少なくない．これを AOS と共通のメカニズム（書字にも発話運動プログラミングが関与している）と考えるか，AOS とは異なる障害の合併である（発話運動と書字は完全に独立した機能である）と考えるかは意見の分かれるところである．

3. AOS を起こす疾患，病巣対応

AOS，とくに純粋 AOS を引き起こす疾患としてもっとも頻度が高いのは脳血管障害である．通常，突然の緘黙で発症し，発話衝動はあってもほとんど何も喋れなくなる．それに対し理解は保たれており筆談もできるため，筆記道具を持参して受診する患者もいる．徐々に話せるようになるにつれて上述した特徴的な発語症状が明らかとなる．発症初期に右の上肢に加えて顔と舌に麻痺を伴うことはあっても，それによって構音の異常を説明できる程に麻痺は重度ではない．脳血管障害における AOS は日常にほとんど不自由がない程度に改善することも多いが，AOS としての発話徴候は多少なりとも残存し本人の不全感は長期にわたって持続する．

AOS は変性疾患においても認められるが，変性疾患における AOS を論じるにあたっては原発性進行性失語を概説する必要があるため，後述する"最近の研究"の項で説明する．

純粋な AOS の責任病変を島や Broca 領域とする説を目にすることもあるかもしれない[1-3]．しかし，近年の研究結果は左中心前回の中部から下部の後部損傷が原因であることでほぼ一致している[4] 図1．

ただし，皮質下（皮質下諸核や大脳深部白質）でも AOS と聴覚印象が異ならない発話症状が生じうる．これには投射線維（大脳皮質と大脳皮質以外を結びつける神経線維）が関与していることが疑われるものの，発症機序には議論がある．

なお Broca 領域の選択的な損傷では超皮質性運動性失語もしくは超皮質性感覚性失語をきたし 図2，Broca 失語をきたす最小病変は Broca 領域＋中心前回中部から下部の損傷である 図3．

個人差があるものの中心前回の後半部は中大脳動脈の皮質枝である中心動脈（ローランド動脈）の灌流領域であることから，純粋症例の原因のほとんどが脳塞栓（心房細動などによる心原性脳塞栓，もしくは内頸動脈などの狭窄部位に生じた血栓が剝がれて生じる動脈性脳塞栓）である．

4

発語失行

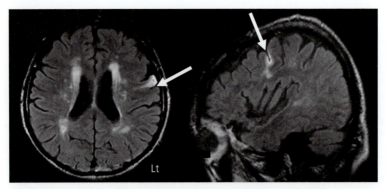

図1 純粋 AOS 症例の頭部 MRI FLAIR 画像（左: 水平断, 右: 矢状断）
左中心前回中央から下部の中心溝に沿った部位に脳梗塞を認める．矢印は中心溝を示す．

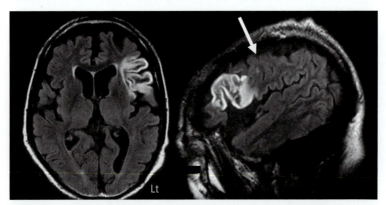

図2 Broca 領域失語の頭部 MRI FLAIR 画像（左: 水平断, 右: 矢状断）
左下前頭回三角部後部//弁蓋部（Broca 領野）に限局した脳梗塞を認める．
矢印は中心溝を示す．

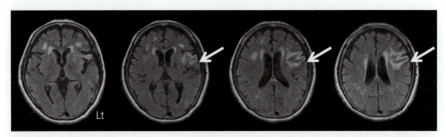

図3 最小領域の梗塞によって Broca 失語を呈した症例の頭部 MRI/FLAIR 画像（水平断）
わずかに中前頭回後方を含むものの，ほぼ左下前頭回弁蓋部（Broca 領野）と中心前回に限局した脳梗塞を認める．矢印は中心溝を示す．

4. 症候の実際

症例1 脳血管障害を原因とする純粋AOS
54歳男性　矯正歴のない右利き

高校卒業後，建設現場で働いていた．

発症から3時間後，仕事中「急に話すことができなくなった」と同僚に外来へ連れてこられた．

身振りで話せなくなったことを伝えようとするため，本人が話したいという意志を明確にもっていることはわかるものの，言葉を発することができないため筆記用具を持参して受診した．

神経学的には言葉を話せないことを除いて異常は指摘できず，患者の書いた文章を読むと，ところどころに仮名の錯書を認めたものの伝えたいことは十分に理解できた．

病歴聴取時には話せないことに苛立って舌打ちをしていたにも関わらず，舌打ちするように指示すると「チッチッ」と言語化が観察された（口部顔面失行：詳細は後述）．

頭部MRIの拡散強調画像では左中心前回の中部から下部にかけて淡い高信号を認めたため，脳梗塞の診断で緊急入院した．

入院時に行った安静時心電図では不整脈は指摘できなかったが，入院してから装着した心電図モニターにより発作性心房細動の診断が確定した．

入院後2～3日すると，どうにか言葉を発することができるようになったものの，構音は歪み，音節から音節への渡りが悪く発話開始に努力を伴うと共に，自身でも誤りに気づいているため一生懸命に言い直す他，正しい口の形を作ろうと試行錯誤を繰り返すAOSが明らかとなった．

4　発語失行

症例2　69歳右利き男性

住職の仕事をしている．4，5年前から滑舌が悪いことを自覚．妻からも聞き返されるようになった．2，3年前からはお経はあげるが講話はしなくなった．

自発語は非流暢でとぎれとぎれ，プロソディー（言葉のメロディライン）障害があり，音節の置き換わりがある．聴理解に問題なく，書字，読字ともに障害されていなかった．

> 付録 DATA 04-01

MRIでは左前頭葉弁蓋部を中心に萎縮を認めた 図4．緩徐進行性失語症で発話失行が前面に立つ症例と診断した．

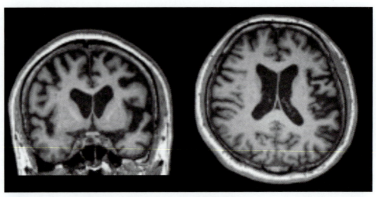

図4 MRI T1強調画像　冠状断（左），水平断（右）

5. 検査方法

患者の発話に耳を傾けて発話特徴を捉えることが重要である．純粋AOSとの鑑別が難しい病態は，発話面の中核症状がAOSであるBroca失語と構音障害だろう．失語症との鑑別点として重要なのは理解障害と書字言語の障害の有無である．Broca失語であっても重度なら単語水準の理解障害を伴う．例えば呼称課題に用いた7物品程を机の上に並べて指示課題を行うと，1個ずつなら可能でも2個以上になると混乱してしまう．また

情景:
海辺でくつろいでいるカップルの近くで，少年が凧あげをしている．

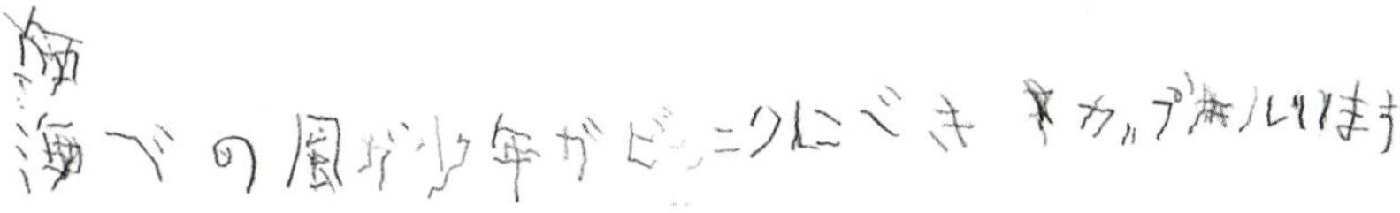

図5 Broca 失語症例の書字による情景画説明
Broca 失語症患者に WAB 失語症検査[6]の情景画の説明を求めた際の書字．
右上肢に麻痺を認めたため左手を用いての書字であったが，十分に文字として読めるものの内容は全く意味をなさない．

多かれ少なかれ Broca 失語では文レベルの理解障害を伴い，特に助詞（てにをは）を入れ替えると混乱してしまう．例えば眼鏡や櫛などの物品を並べて，"眼鏡で櫛にさわってください"といった口頭指示を出すと正しく応じることが難しい．さらに，口頭言語のみならず読み書きの障害 図5 を伴う．

　AOS と構音障害の鑑別は，発話の誤りの一貫性，発話に際する努力性，音節や口形の探索などに着目して行うが，鑑別が困難であることも多い．AOS に口部顔面失行を伴うことが多いことは参考になる．口部顔面失行では意図性と自動性の解離がみられ，意図しない時には自然に行える咳払いや舌打ちが意図するとできなくなる．「ゴホンゴホン」，「チッチッ」と言語化してしまうこともある．

　また言語聴覚士に失語症検査を依頼した際，標準失語症検査（Standard Language Test of Aphasia: SLTA）[5]の"話す"と"読む"，そして WAB 失語症検査（Western Aphasia Battery）[6]における"自発話"，"復唱"，"呼称"および"読み"の各項は，構音の歪みが重度であればある程，検査者の聞き取りが難しくなるため，見かけ上の点数が低くなる恐れがある．このため検査の得点のみ確認するのではなく，必ず言語聴覚士に検査場面の様子を尋ねてみて欲しい．

4
発語失行

6. 最近の研究

1) AOS の責任病変の特定について

　AOS の責任病変に関する議論には紆余曲折がみられた．国内では早い時期から中心前回が AOS に関与するとの考え方が定着していた一方，海外では最近まで島や Broca 領域を責任病変とする説が有力であった[1-3]．この原因の一つは評価時期の問題である．脳梗塞の慢性期に評価が行われたことから急性期から亜急性期のみ一過性に AOS を呈した症例が除外されたり，急性期に行われても緘黙に陥った症例が検討から除外されたりしたことが影響した．

　また，対象を脳梗塞症例とした場合，島が中大脳動脈領域梗塞に際して損傷を受けやすいことによるバイアスの影響がある．すなわち，Broca 失語の部分症状として AOS を有する群と AOS を有さない失語群を画像の重ね合わせで比較してしまうと，前者では島が病変に含まれることが多くなり，島が AOS の責任病巣であるという結論が導かれてしまう．この問題を受け，Itabashi[4]は急性期から亜急性期の脳梗塞症例を対象として，神経症状と脳損傷部位の関連を MRI のボクセル単位で詳細に検討する手技により純粋 AOS 群，失語の部分症状として AOS をきたした群，そして AOS を伴わない群を比較することによって左中心前回が AOS の発症に関与することを明らかにした．

2) 原発性進行性失語に伴う AOS について

　日常診療において変性疾患に伴う AOS を経験することは稀ではない．最近では，筆者の勤務する職場の特性もあって経験する AOS の原因のほとんどが変性疾患である．

　ここでは，"症候の概念，症候を起こす疾患，病巣対応" の項において留保した AOS をきたす変性疾患について述べる．

　まず前頭側頭葉変性症（frontotemporal lobar degeneration: FTLD）[7]についてである．そもそも FTLD は Alzheimer 病とは異なり，主たる病理学的変化が前頭葉と側頭葉にあるという認知症の一つのカテゴリーを示した概念であった．その後，FTLD は前頭側頭型認知症，意味性認知症そして進行性非流暢性失語（progressive non-fluent aphasia:

PNFA）の3群に分けられた.

このFTLDとは別個に失語が前景に立つ進行性の変性疾患を包括する概念として原発性進行性失語（primary progressive aphasia: PPA）という考え方が登場し，現在，PPAは非流暢/失文法型（non-fluent/agrammatic variant PPA: nfvPPA），意味型およびロゴペニック（語が減少するの意）型の3型に分類されており，nfvPPAの診断基準は，中核症状として発語における失文法もしくはAOSを認める他，文法的に複雑な文の理解の障害，単一単語の理解の保存，そして対象の知識の保存（意味は保たれる）という3項目の内2つを満たすこととされている[8].

FTLDにおける意味性認知症とPNFAとが各々意味型PPAとnfvPPAに対応している．そしてPNFAと，診断基準において中核症状の一つとされていることから循環論法となってしまうものの，nfvPPAにおいてAOSを呈することは少なくない.

この際のAOSは脳血管障害で認められるような強い歪みを伴うことは少ない一方，発話速度が緩慢で音節から音節への渡りの悪さが目につく他，発話衝動も高いとはいえない.

また視覚性呼称が比較的良好で発話面における文法的な誤りが目立たないにも関わらず，"公園"と"子供"という単語を示して文を作る課題において"子供は……楽しい公園です"といった文法的な誤りを示して修正できなかったりする.

こういった脳血管障害症例との差異は，脳血管障害においては中心前回の限局した領域が突然破壊されてしまうのに対して，変性疾患においては病理学的変化の進行は緩徐で，その分布も限局しておらず中心前回より前方への広がりを伴い，一側優位であっても両側に変性が及んでいることによって生じるものと思われる.

AOSは概念，用語，責任病巣において歴史的経緯があったが，研究の進歩によりその病態が明らかになり，理解が深まってきた症候である．臨床における観察と解釈の重要性を心に留めて患者さん一人ひとりに向き合いたいものである.

4
発語失行

【文献】

1) Dronkers NF. A new brain region for coordinating speech articulation. Nature. 1996; 14; 384: 159-61.

2) Hillis AE, Work M, Barker PB, et al. Re-examining the brain regions crucial for orchestrating speech articulation. Brain. 2004; 127 (pt 7): 1479-87.

3) Ochfeld E, Newhart M, Molitoris J, et al. Ischemia in broca area is associated with broca aphasia more reliably in acute than in chronic stroke. Stroke. 2010; 41: 325-30.

4) Itabashi R, Nishio Y, Kataoka Y, et al. Damage to the left precentral Gyrus is associated with apraxia of speech in acute stroke. Stroke. 2016; 47: 31-6.

5) 日本高次脳機能障害学会（旧 日本失語症学会）Brain Function Test 委員会. 標準失語症検査マニュアル. 改訂第 2 版. 東京: 新興医学出版社; 2003.

6) 杉下守弘, 他. WAB 失語症検査（日本語版）. 東京: 医学書院; 1986.

7) Neary D, Snoden JS, Gustafson L, et al. Frontotemporal lobar degeneration: a consensus on clinical diagnostic criteria. Neurology. 1998; 51: 1546-54.

8) Gorno-Tempini ML, Hillis AE, Weintraub S, et al. Classification of primary progressive aphasia and its variants. Neurology. 2011; 76: 1006-14.

〈飯塚　統〉

Chapter 5
失行とその周辺症候

Key Words
観念性失行，観念運動性失行，肢節運動失行，
視覚性運動失調

失行とその周辺症候の評価法

ベッドサイド
1. 失行の簡易検査
    模倣動作: 象徴動作（自動詞的動作）
    　　　　　道具を使う動作（他動詞的動作）
    　　　　　意味のない動作
    パントマイム: 道具を使う動作（他動詞的動作）
    実物品の操作
    道具使用動作の正誤判断
2. 手指パターンの模倣
3. 口舌顔面の行為（口笛，咳払いなど）: 口頭指示・模倣
4. 到達運動（視覚性運動失調）: 注視時，周辺視野
5. 把握運動
6. 着衣
    ▶付録 DATA 05-01.a　▶付録 DATA 05-01.b
検査室
1. WAB 失語症検査（日本語版）下位項目「行為」
2. 標準高次動作性検査（SPTA）
3. FAST-R
4. TULIA
5. DATE

JCOPY 498-32844

71

1. はじめに

　神経心理学でいう行為は，我々が日頃学習した動作，社会的な習慣で身に着けた動作，目的に沿った動作全般を指す．電子レンジでチンする，洗濯機を回す，お箸でご飯を食べる，髭を剃る，口紅を塗る，トイレットペーパーを使う，ボタンをかける，さようならと手を振る，握手する，これらはみな神経心理学でいう行為である．ペンで字を書くことや，パソコンで書類を作ることも道具を操作する行為ではあるが言語の操作が主体となる行為であるため一般に行為とは分けて考える．ただし，言語操作に問題がなくて筆記具という道具の使用そのものの障害で書字が困難になることはあり，これは失行性失書という（3章「失読・失書」を参照）．

　失行とは行為の障害である．これは当たり前のようだが実は奥が深い．失行について失語と同様に考えると脳に行為の情報を処理する場所があり，そこが壊れると道具を使えなくなったり，指示された動作ができなかったり，他人の動作を真似することができなくなったりするということになる．失行にはいくつかの異なる理論的背景があり，その背景によって定義がやや異なるが，一般に行為の観念（例えばハサミはどんな道具で何のために使うか）から始まって，運動表現（ハサミを持って動かす）に至る情報処理の流れを想定し，その上流から下流に至るどの段階が障害されるかという捉え方で失行を考えるとわかりやすいだろう 図1．学問的立場によって注目点が異なるので，実際に症候をみる際は，従来失行をみる上で重視されている観点をふまえて失行をチェックすることにより，従来の失行の枠組みでどのように分類されるかを検討することができる．

　対象物に手を伸ばして手指でつかむといった動きの障害が，麻痺や感覚障害によらずに失行の責任病巣の背側近傍の損傷でみられるが，これは行為より下流の運動制御の次元の障害であり，失行との質的な違いを見分けることが重要である．そして前頭葉内側面の病巣では，行為ができなくなるのではなくて行為が抑えられなくなるという，失行とは逆の意味での行為の障害がみられる．

　行為の障害には実に多彩で不思議な症候がある．本章では実際の症例を紹介し，行為の障害の概念および病巣対応を述べる．

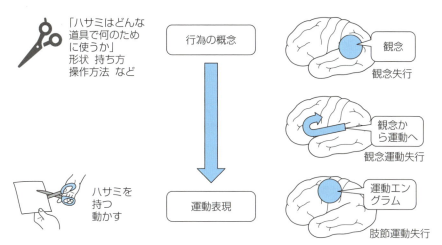

図1 行為の情報処理の流れと脳内処理のイメージ

2. 症候の概念，分類，症候を起こす疾患，病巣対応

A. 症候の概念

　失行は行為の障害であるが，逆は真ならずで，行為が障害されればなんでも失行というわけではない．例えば上肢に運動麻痺があれば，行為に限らずどのような運動も行えない．これは行為に選択的な障害ではなく，あくまで麻痺である．意識障害により指示が理解できないために行為を実行できないのも失行ではない．小脳性失調で運動制御に障害がある場合も道具がうまく使えないかもしれないが，これも失行とはよばない．また，Alzheimer型認知症で電子レンジが使えなくなったという例はよくあるが，操作方法についての手続き記憶の喪失が要因であることが多く，この場合は記憶障害というべきであろう（ただし道具の使用法の知識の喪失によるものを概念失行として失行に含める立場もある）．運動麻痺，意識障害，失調に限らず，注意障害，感覚障害，不随意運動，失認，記憶障害，意欲の障害など，行為そのもの以外の要因で説明できる場合は失行から除くのが原則である．

　失行を引き起こす行為にはいくつかの特徴がある．一つはハサミや包丁を使う時のように，道具の用途を理解し，学習した使用法に沿って行う動作の場合である．これは行為の対象があるという意味で「他動詞的」とよ

ばれることもある．ハサミを渡されたときには，その視覚性・触覚性入力により，過去に学習したハサミの使い方の記憶が無意識に想起され，その運動を実行することができる．たとえ実際のハサミが提示されなくても，口頭で「ハサミで紙を切るまねをしてください」と指示された場合にも言語を介して動作の記憶が想起され，運動が実行される．もう一つはさようならと手を振るときのように，物理的な効果ではなくシンボリックな情報を伝達することが行為の目的になっている場合である．これは対象物がない行為という意味で「自動詞的」とよばれる．日常生活をよく観察してみると，我々は物理的な効果ではなくシンボリックな情報を発信するために多くの動作をしていることに気づくだろう．以下に述べる観念運動性失行においては，このようなシンボリックな動作がしばしばできなくなる．

B. 症候の分類

失行はLiepmannの古典的分類に基づき肢節運動失行（limbkinetic apraxia），観念運動性失行（ideomotor apraxia），観念性失行（ideational apraxia）の3型で捉えられることが多い．他に失行の名を冠する症候がいくつかあるので簡単に整理しておく．構成失行とよばれる症候は視空間認知の障害が主体であり近年は構成障害とよぶことが多い（7章「構成障害」を参照）．同様に着衣失行も袖に手を通すなど，身体図式および衣服という対象との空間的関係の障害が関係する劣位半球損傷時の症候として古典的失行とは異なる．口・舌・顔面失行は目を閉じる，舌を出すといった動作が口頭命令または模倣でできないという症候である．指示を理解できても運動が実行できないこと，運動麻痺によるものではないことなどから失行の枠組みで捉えられ，一般に検査場面以外の日常ではそれらの口・舌・顔面の動作は保たれている．古典的失行が四肢（主に上肢）の失行（limb apraxia）を扱うのに対して，口・舌・顔面の運動についての失行であり，運動性失語に合併することが多いことからも運動を実現する処理の下流における障害によると捉えることができる．発語失行については言語表出に特化した口腔舌の運動プログラムの障害であり運動性失語の主体となる構成要素である（4章「発語失行」を参照）．

その他にも行為に関連する症候がいくつかあり，失行との区別が重要であるので整理しておく．視覚性運動失調は対象物に対して手を伸ばして到達する動作が不正確になる症状で，視覚や運動，感覚そのものには問題が

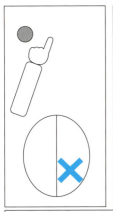 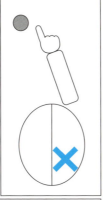 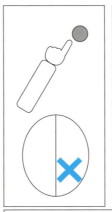 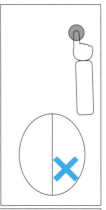

病巣の対側視野ではずれる傾向が大．
病巣の対側視野・対側手で行うとずれが顕著．

病巣の同側視野の方がずれる傾向が小．
病巣の同側視野・同側手ではほぼずれない．

図2 Ataxie optique における到達運動障害の傾向

ないのに動作に障害がみられる．失行では道具の使用や社会的慣習に基づく動作が障害されるのに対して，視覚性運動失調は視覚情報を手掛かりに上肢を空間的に対象物に導く動作の障害である．注視した対象物に到達ができない場合は optische ataxie とよび，周辺視野にある対象物への到達できない場合は ataxie optique とよんでいる．Ataxie optique では病巣と対象物の位置関係，病巣の同側・対側のどちらの手を使うかでずれ方が異なる傾向がある 図2．また，到達動作の他に把握動作が障害されることもある．例えば我々はコップを持つために手を伸ばす場合は，コップの大きさに合わせて指を開き，コップに指が接触した後に指間を狭めてコップをつかむといった動作を無意識にしている．しかし，この動作が障害されると，あらかじめコップの大きさに合わせて指を開いて到達することができず，大きく手指が開いたまま物体に近づき，指が対象物に接触してはじめて指の開きが対象物の大きさや形に合わせて意識的に調節されるという代償運動がみられることがある．このような把握動作の障害は preshaping の障害といわれる．

　失行では行為ができなくなる，おかしな行為が出現するのに対して，逆に運動としては正しい行為が場面に即さず不適切に遂行されてしまう症状として模倣行為(imitation behavior)，利用行動(utilization behavior)，道具の強迫的使用（compulsive manipulation of tools）などがある．こ

れらは，いずれも多くの場合前頭葉損傷で出現する（15 章「前頭葉症候群」を参照）．観念運動性失行では検者がさようならの動作を呈示して真似してくださいといっても正しく真似をできないが，模倣行為では，検者が真似をしないでくださいと言ってからさようならの動作をすると，それを真似てしまう．模倣行為，利用行動，および道具の強迫的使用はいずれも行為の異常ではあるが，行為動作そのものは正しく，指示されていないのに行為を行ってしまう点が異常であり，失行と大きく異なる．

さて，古典的失行の 3 型についてその概念を整理してみよう．

1）観念性失行

古典的失行の中で最も定義が混乱しているのが観念性失行である．もともと複数の物品を正しい順番で行う目的のある系列動作（例: 急須に茶葉と湯を入れてから茶碗にお茶を注ぐ）で誤った物品を用いたり，間違った順番で行ったりするような症候について，概念のレベルで行為の障害を指すものとして Liepmann が提唱した後，その定義を巡っていくつかの異なる立場が生まれた．一つは Morlaas に代表される考え方で，観念性失行の本質として物品使用の概念が失われていることに重点を置く立場である．De Renzi らは系列動作では単一物品の操作より注意や記憶再生の負荷がかかるので障害が現れやすいだけであり，本質は複数物品の系列動作ではなく単一の物品操作にあるとした[1]．したがって電話やハサミ，髭剃りなど以前は日常的に使っていた単一物品が操作できなくなったときに観念性失行が疑われることになる．この場合，物品を使う指示が理解できていることが前提であり，指示が理解できて使う努力をするけれど使い方を間違うのが観念性失行である．一方で個々の物品の操作はできるのに複数の対象を複雑な順番で操作するときに失敗するものを観念性失行とよぶ立場がある[2]．さらに行為の誤り方によって分類する立場もあり，Ochipa らは物品の使い方の誤り（櫛を使うときにペンを使うような誤り）を概念性失行（conceptual apraxia）とよび，誤反応が空間的・時間的な誤りであるときに観念運動性失行とよんでいる[3]．

2）観念運動性失行

観念運動性失行では日常物品を使う動作を物品なしで真似すること（パントマイム）ができなくなる．例えば「右手に歯ブラシを持って歯を磨く

真似をしてください」というと，指示を理解して実行しようと努力するが妙な動作になる．誤反応として，例えばノコギリで板を切る真似をするときに手を前後に往復する動きをするのではなく上下に動かすなど，動きの方向の誤りがしばしばみられる．またハサミで紙を切る真似をするときに手でハサミを持つのでなく，手がチョキの形になってしまう誤りもよくみられる．これは何度説明しても修正されず，身体部位の物品化現象（body part as object）として知られる観念運動性失行の特徴である．観念性失行と異なるのは実物があれば問題なく操作できることで，したがって日常生活では多くの場合あまり問題が生じない．また，観念運動性失行ではさようならと手を振ったり，敬礼をしたりといった社会的な慣習で意味が決まっているような動作（ジェスチャー）が口頭指示や模倣でできなくなる．

3）肢節運動失行

　中心前回・中心後回の病変で対側肢の運動が拙劣である際に，失行としての除外要件（運動麻痺，失調，感覚障害，不随意運動などで説明できない）を満たすものを肢節運動失行とよぶ．古典的失行の中で最も運動出力に近く，優位半球に限らず，劣位半球病変でも対側肢にみられ，道具の操作やジェスチャーに関係なく，特に手指分離動作で明らかになる．麻痺や感覚障害がないのにコインをつかめない，ボタンがかけられないといった症状が典型的である．大脳性拙劣症ともよばれ，失行と麻痺の境界域にある概念であり，これを失行とよばない研究者もいる．

4）まとめ

　古典的失行の分類は，学習した行為の記憶がどのような形で脳のどの部位に局在するかについての古典的な仮説に基づいている．観念性失行は最も上流の行為の概念についての障害で，肢節運動失行は最も運動出力に近い運動記憶（運動エングラム）の障害，そして観念運動性失行はその中間レベルでの障害である 図1 ．これら古典的失行の3型は独立な症候として提案されているが，臨床的には観念性失行と観念運動性失行は併存することがあることに注意が必要である．さらに優位半球の症候なので失語が併存することが多い．なお，脳梁性失行は脳梁病変により左手に観念性失行，観念運動性失行が出現する特殊な病態である（14章「脳梁症候群」を参照）．

C. 症候を起こす疾患 ……………………………………………………

　脳梗塞，脳出血，くも膜下出血などの脳血管障害，脳腫瘍，頭部外傷など，脳に損傷を受ける疾患であれば，いずれの場合でも失行を生じる可能性がある．また，変性疾患でも失行はみられ，特に皮質基底核変性症（corticobasal degeneration: CBD）において最も特徴的とされ，診断基準にも含まれる．CBD と診断された症例の 70％に失行がみられるとする報告もある[4]．CBD においては一側の肢節運動失行および両側の観念運動性失行がしばしばみられる．進行性核上性麻痺（progressive supranuclear palsy: PSP）においても CBD との区別が困難な失行がみられることがあり，失行の存在から CBD と診断され剖検で PSP と病理診断される例もある．Alzheimer（Alzheimer disease: AD），前頭側頭型認知症（frontotemporal dementia: FTD）などの認知症疾患においても失行がみられることがある．疾患により失行のプロファイルに差があり，例えば AD では肢位の模倣障害が物品操作のパントマイム障害に比較して重度な傾向があり，行動異常型の FTD では口・舌・顔面失行がみられる傾向がある[5]．

D. 症候の病巣対応 …………………………………………………

　失行の出現率は調査の対象となる施設の性質や検査の違いにより大きなばらつきがあるが，右利き症例では左半球損傷で 28～51％，右半球損傷で 0～20％と報告されている[6,7]．社会慣習動作や道具の使用などの高次の行為に関する記憶は左半球優位に貯蔵されていると考えられる．失行の責任病巣としては側頭・頭頂・後頭接合部，特に下頭頂小葉（角回・縁上回）が重視される．他に観念運動性失行（道具使用のパントマイムの障害）と左下前頭回病巣の関連も報告されている[8]．側頭・頭頂・後頭接合部において，観念性失行はより後部に，観念運動性失行はより前部に責任病巣があると考えられている．脳梁の損傷では左手の失行が生じる（14 章「脳梁症候群」を参照）．

　失行が出現する下頭頂小葉より背側にある上頭頂小葉や頭頂間溝の病巣では，視覚的に得た位置情報を利用して対象物に到達する動作に問題が生じる．前述の通り視覚性運動失調は対象物に対し上肢が正確に到達することができなくなる症状であり，失行と違って学習や社会的文脈には依存しない，運動の空間的制御の障害である．Ataxie optique は優位半球に限ら

ず一側病変で病巣と反対側の視野や空間，上肢に出現し，optische ataxie は両側頭頂病変で出現する点も観念性失行や観念運動性失行とは異なる．

また，把握障害も頭頂葉背側の病巣で出現する症候である．頭頂間溝の外側前方寄りにある前頭頂間溝（anterior intraparietal area: AIP）が把握行動に重要な役割を演じている．一側半球の病変で対側の上肢の障害が出現する．

中心回領域の障害では大脳性拙劣症（肢節運動失行）が出現する．左右いずれの半球病巣でも対側の上肢の運動拙劣が出現し，中心後回の病巣では皮質性感覚障害を伴う．

前頭葉内側面にある補足運動野，前補足運動野，前部帯状回皮質を含む病巣では前述の模倣行為や利用行動がみられる．これは一側半球の病変で両手の症状が出現する．一方，道具の強迫的使用は左前頭葉内側面の病巣で右手に出現する症候である．

3. 症候の実際

症例 1 道具使用困難
70 歳代右利き男性

脳梗塞発症の約 3 カ月後，Wernicke 失語，軽度の右半側空間無視，構成障害を認めた．脳神経系，腱反射，感覚，小脳機能に異常は認めず，麻痺もなかった．失語症のため口頭指示の理解は充分でなかったが，動作の模倣は可能であった．道具の使用場面では，櫛を頬にあてがう，栓抜きを回すような動きをする，ノコギリで叩く動作や頬に当てて動かすなど，道具使用で錯行為を認めた ▶付録 DATA 05-01a ．一方で，日常生活場面での道具使用操作は問題なかった．Wernicke 失語のために詳細な認知機能の検査は困難であったため，検査者の道具使用の正誤判断や，検査者が道具使用のパントマイムするのを見せて，使用している道具を選択する課題を行うことにより，道具使用に関する知識が保たれているのかを確認した 表1 ．症例は誤った道具使用動作を見ると「ちがう，ちがう」と述べることや，検査者の手をとり止めさせようとし，正しいときには頷くなどの反応があり，道具の

表 1 検査者の行う道具使用動作の正誤判断課題

	検査者の道具使用動作	症例 1 の反応	
1	櫛を正しく使う	うなずいて見ている	○
2	鉛筆で水を飲む真似をする	「何しているの」と誤りであることを指摘	○
3	鍵で文字を書く真似をする	「ちがうよ」と述べる	○
4	コップを正しく使う	「そうだね」と述べる	○
5	ハサミで髪の毛をとかす真似をする	検査者の手を持ち制止する	○
6	櫛を鍵穴に入れ回す真似をする	「なに？」と誤りであることを指摘	○
7	ハサミを正しく動かす	うなずいている	○
8	鉛筆で書く動作をする	うなずいている	○
9	コップで髪の毛をとかす真似をする	「ちがうよ」と述べる	○
10	鍵を鍵穴に入れ回す動作をする	特に反応なし	○

検査者が道具を使用する動作を見せて，被験者にその動作の正誤を判断させる課題を行った．症例は失語があるため口頭反応の他，うなずき動作などからその反応を判断した（課題は >付録 DATA 05-01b に収載）．

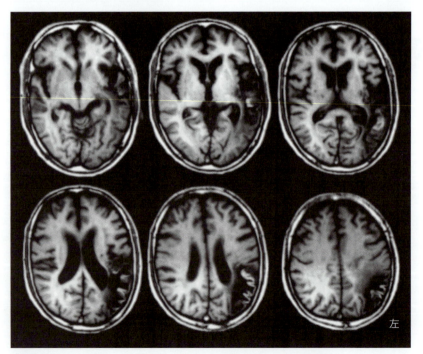

図3 症例 1: 70 歳代　右利き男性．発症 3 カ月後の MRI T1 強調画像

使用方法についての知識は保存されていることが確認できた．症例の主病巣は左中大脳動脈領域で，上・中側頭回，縁上回，角回を含んでいた 図3．

　本例の検査場面での道具操作の誤りは観念性失行による錯行為と考えられる．検査者の動作の正誤判断や，患者の日常生活の道具使用に問題はないことから，物品使用の概念はある程度保たれていると考えられた．

4.　検査方法

　先に述べたとおり，麻痺，感覚障害，失調，注意障害，理解障害など失行以外の要因で行為に障害がある場合は失行に含まない．これらの要因による行為障害を除外する必要があるが，現実には感覚障害や理解障害など様々な要因が失行に合併していることが多い．したがって，合併症状が失行を説明する本質的要因でないことの見極めが重要になる．

　失行の簡易検査を ▶付録DATA 05-01b で示す．左右の手で行うのが望ましいが，麻痺がある場合は健側上肢で行う．観念性失行および観念運動性失行では一般に両側肢に症状がみられるので，麻痺のない健側でチェックすればスクリーニングになる．失語症の合併により口頭指示の理解が難しい場合は，模倣での動作を評価する．

　失行の評価は，(1) 模倣，(2) パントマイム（言語指示にて動作を行わせる），(3) 実物品使用の3つのアプローチがある．また，行為の内容は，象徴的（自動詞的）行為，道具使用（他動詞的）行為，そして意味のない行為に分けられ，これらを一通りチェックする．観念運動性失行では，(2) パントマイムが最も難しく，(1) 模倣で改善し，(3) 実物品使用時に最も障害がみられないことが多い．ほかに，原則として行為が複雑であるほど難しく，検査場面のほうが日常生活で行うより困難であることのほうが多い．実物品を使った検査は準備が必要で，失行のバッテリーによっては省略されているものもある．しかし病歴から道具の使用に困難が疑われ観念性失行を調べる場合には，テレビのリモコン，髭剃り，電卓など身近な道具を活用して調べる．また，実際には観念性失行と観念運動性失行を合併

することがしばしばあることに注意する.

　以上, 簡易検査で失行の大まかな評価をした後に, さらに詳細な評価をする場合には『WAB 失語症検査 (日本語版)』[9]の下位検査「行為」のセクションや, 本邦で作られた『標準高次動作性検査 (standard performance test for apraxia: SPTA)』[10]が比較的よく使われる. 前者は項目数も限られ簡便で, 数個の道具を用意すればベッドサイドでも簡単に検査可能である. 後者の SPTA は顔面動作, 慣習的動作や手指構成模倣, 客体のない動作, 着衣動作, 描画, 積み木など構成能力の検査などを網羅している. また, 動作の反応を正反応, 錯行為, 無定型反応, 保続, 無反応, 拙劣, 修正行為, 開始の遅延, その他の9つに分類している. 全てを実施するには1時間から1時間半を要する. 検査結果のプロフィール自動作製ソフトウエアが高次脳機能障害学会のホームページからダウンロードできる (http: //www.higherbrain.or.jp/15_kensa/spta.html). その他 Florida Apraxia Screening Test-Revised (FAST-R)[11]や Test of Upper Limb Apraxia (TULIA)[12], Dementia Apraxia Test (DATE)[13] などのスクリーニング検査がある. FAST-R は動作の表出に加え, ジェスチャーの正誤判断, 呼称, 理解についても評価可能である. 行為の障害の評価においては動画での記録が望ましい. ただし患者さんの了承を得て個人情報の管理に注意する必要がある.

5.　最近の研究

　脳機能画像や神経生理学研究の進歩により運動・行為の神経基盤についての理解が深まり, 臨床の現場で我々が遭遇する症状を考える上でも重要な手がかりを与えてくれる. 神経科学の重要なテーゼである視覚の二重経路仮説も失行の理論に影響を与えた. Buxbaum らは視覚処理の背側経路を背背側と背腹側に分けた上で運動・行為の障害との関係について以下の仮説を提唱している[14,15]. 背背側路は空間を介した身体の肢位や動きの処理にかかわり, 目標に対する到達動作において上肢を online で空間的に誘導する役割をはたす. 視覚性運動失調はこの経路の障害の直接的な症候である. 背腹側路は物品使用の長期記憶に基づいて視覚運動処理を行い身体の肢位や動きを制御し, 腹側経路は使用する道具の機能・目的に関する記憶にかかわる. その機能は左半球に側性化しており, その損傷ではパン

トマイムや実物品の使用に特異的な行為の障害が起こる．近年は，voxel-based lesion symptom mappingや機能的MRI研究により失行における道具使用，パントマイム，模倣動作それぞれの障害度や，さらに動作における指位の異常，運動的要素などの失行の様々な要因に関係する脳領域の同定が試みられている[16-19]．このような研究により，病巣部位による失行の質的な差異や上記の経路との関係が今後さらに明らかになることが期待される．

【文献】

1）De Renzi E, Lucchelli F. Ideational apraxia. Brain. 1988; 111: 1173-85.

2）Poeck K. Ideational apraxia. J Neurol. 1983. 230: 1-5.

3）Ochipa C. Conceptual apraxia in Alzheimer's disease. Brain. 1992; 115: 1061-71.

4）Leiguarda R, Lees AJ, Merello M, et al. The nature of apraxia in corticobasal degeneration. J Neurol Neurosurg Psychiatry. 1994; 57: 455-9.

5）Johnen A, Reul S, Wiendl H, et al. Apraxia profiles—A single cognitive marker to discriminate all variants of frontotemporal lobar degeneration and Alzheimer's disease. Alzheimers Dement. 2018; 10: 363-71.

6）Donkervoort M, Dekker J, van den Ende E, et al. Prevalence of apraxia among patients with a first left hemisphere stroke in rehabilitation centres and nursing homes. Clin Rehabil. 2000; 14: 130-6.

7）Zwinkels A, Geusgens C, van de Sande P, et al. Assessment of apraxia: inter-rater reliability of a new apraxia test, association between apraxia and other cognitive deficits and prevalence of apraxia in a rehabilitation setting. Clin Rehabil. 2004; 18: 819-27.

8）Goldenberg G, Hermsdörfer J, Glindemann R, et al. Pantomime of tool use depends on integrity of left inferior frontal cortex. Cerebral Cortex. 2007; 17: 2769-76.

9）WAB失語症検査（日本語版）作製委員会，編．WAB失語症検査（日本語版）．東京: 医学書院; 1986.

10）日本失語症学会高次動作性検査法作成小委員会．改訂版標準高次動作性検査—失行症を中心として．東京: 新興医学出版; 1999.

11）Ochipa C, Rothi GLJ. Limb apraxia. Semin Neurol. 2000; 20: 471-8.

12）Vanbelligen T, Kersten B, Van Hemelrijk BV, et al. Comprehensive assessment of gesture production: a new test of upper limb apraxia（TULIA）. Eur J Neurol. 2010; 17: 59-66.

13）Johnen A, Frommeyer J, Thompson S, et al. Utility of testing for apraxia and associated features in dementia. J Neurol Neurosurg Psychiatry. 2016. 87: 1158-62.

14）Buxbaum LJ, Kalenine S. Action knowledge, visuomotor activation, and embodiment in the action systems. Ann NY Acad Sci. 2010; 1191: 201-17.

15）Binkofski F, Buxbaum LJ. Two action systems in the human brain. Brain Lang. 2013; 127: 222-9.

16）Manuel AL, Radman N, Mesot D, et al. Inter- and intrahemispheric dissociations in ideomotor apraxia: a large-scale lesion—symptom mapping study in subacute brain-damaged patients. Cerebral Cortex. 2013; 23: 2781-9.

17）Buxbaum LJ, Shapiro AD, Coslett HB. Critical brain regions for tool-related and imi-

tative actions: a componential analysis. Brain. 2014; 137: 1971-85.
18) Hoeren M, Kümmerer D, Bormann T, et al. Neural bases of imitation and pantomime in acute stroke patients: distinct streams for praxis. Brain. 2014; 137: 2796-810.
19) Kubiak A, Króliczak G. Left extrastriate body area is sensitive to the meaning of symbolic gesture: evidence from fMRI repetition suppression. Scientific Reports. 2016: 6, Article number: 31064

〈早川裕子，小林俊輔〉

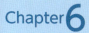

Chapter 6 聴覚性失認

Key Words
聴覚性失認，皮質聾，純粋語聾，環境音失認，失音楽

聴覚性失認の評価法

ベッドサイド
1. 音叉で聴覚を調べる
2. 失語症の評価（同じ内容について聴くと読むの理解の乖離をみる）
3. 環境音の弁別を調べる
   ▶付録 DATA 06-01
   ▶付録 DATA 06-02　▶付録 DATA 06-03

検査室
1. 標準純音聴力検査・標準語音聴力検査
2. 失語症検査（SLTA，WAB，TOKEN）
3. 失音楽検査（Seashore test, MBEA）

1. はじめに

　聴覚性失認は聴放線や聴皮質を含む大脳性の聴覚障害のことをいう．音が聞きとりにくいと患者が訴えるとき，通常は聴覚低下を疑うが，聴覚性認知が聴覚に比べて低下しているとき，または言語音（話し言葉）や環境

音，音楽のいずれかの理解や認知が特に低下しているとき聴覚性失認を疑う．

聴覚の伝導路は，外耳道に始まり中耳，内耳へ伝わる．そして聴神経（蝸牛神経）をとおして脳幹（上オリーブ核，外側毛帯，下丘，内側膝状体）を上行する．最後に聴放線を介して大脳皮質（側頭葉）へ伝達される．そして，大脳で分析・統合されて，言語音や環境音，音楽などに識別され認知されると考えられている 図1．

聴覚性失認は，両側の側頭葉や聴放線の障害で発症することが多い．背景疾患には脳血管障害が最も多いが，ヘルペス脳炎などの神経感染症や，Lewy小体型認知症や前頭側頭葉変性症などの神経変性疾患，てんかん発作などがある．比較的稀なものに，先天性失音楽症や小児神経疾患であるLandau-Kleffner症候群の報告もある．

2. どのようなときに疑うか

ベッドサイドや診察室では，単純な音は聞こえているのに，言葉や環境音，音楽のいずれか，またはすべての認知が低下しているときに疑う．「聞こえるのだが，理解できない」や，「音が頭の中で変わって聞こえる」，「なにかで耳を覆っているようだ」などの内観を訴えることもある．まずは，会話の大きさを変えてみたり，音叉を用いたりして，聴覚低下がないことを確認する．戸惑いながらも患者には注意深く聞こうとする真剣さがみられ，大きな声で話すように促されることもある．しかし，老年性難聴と異なり，大きな声ではっきりとゆっくりと話しかけても患者は理解できない．

聴覚性失認が疑われるときは，1）話し言葉の理解と書き言葉の理解に差があるか，2）環境音は理解できるか，3）音楽の認知はできるかを順に診察する．簡単に書いた文章の指示に従ってもらったり，道具（ハサミや鍵）の音や手や靴を鳴らせて聞かせたりする．音楽は楽器を用いて音の長短の弁別，音階（ドレミ）の弁別，和音の弁別，メロディの弁別や再生をしてもらう．最近はスマートフォンやタブレットを用いて簡単にできるようになった．

話し言葉の理解障害（純粋語聾）があれば，「言葉が外国語のように聞こえる」と訴えたり，環境音失認がるときは，「（足音を）ドアが閉まる音のように聞こえる」と訴えたりする．感覚性失音楽症があるときは，「（よく

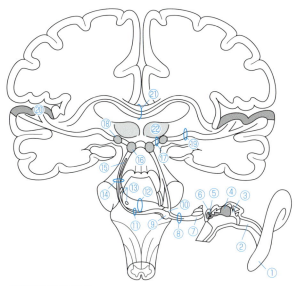

図1 聴覚伝導路
背面から聴覚伝導路をみている.
①外耳
②外耳道
③ツチ骨
④キヌタ骨
⑤アブミ骨
⑥鼓膜
⑦蝸牛
⑧聴神経
⑨蝸牛神経背側核
⑩蝸牛神経腹側核
⑪蝸牛神経背側核からの第二次ニューロン
⑫台形体
⑬上オリーブ核複合体（外側・内側上オリーブ核，台形体核）
⑭外側毛帯
⑮外側毛帯核
⑯下丘
⑰下丘腕
⑱内側膝状体
⑲聴放線
⑳聴皮質
㉑脳梁
㉒視床

知る音楽が）不快で単調な雑音として聞こえる」などと訴える．稀に「自分の声が自分の声のように聴こえない」という訴えもある．

3. 両側の側頭葉に脳梗塞を発症し純粋語聾となった症例

症例1 64歳男性右利き

【主　訴】
　ことばが理解できない

【現病歴】
　ある朝，テレビを異常な大音量で鑑賞している患者に家族が気づき話しかけた．しかし，理解できていない様子であったことから，救急要請し当院当科受診した．

【神経学的所見】
　意識清明で，発語は流暢，錯語はなかった．復唱はできなかったが，物品をみせると呼称はできた．話しても理解できないが，文字に書き起こせば理解は良好で，単文も理解した．筆談ならば問題なくコミュニケーションがとれた．運動系や感覚系には神経学的異常はなかった．人の表情やジェスチャーの理解は正常で，非言語的コミュニケーションは良好にとれていたことがあった．言語の聴理解が高度に障害されていることから純粋語聾が疑われた．

【神経心理学的所見】
　標準純音聴力検査四分法では右 17.5 dB，左 23.8 dB と良好であった 図2左．標準語音聴力検査でも数字は右 30 dB 100%，左 50 dB 100%と良好であったが，言語（仮名）では右 50 dB 100%，左 60 dB 45%と，両耳ともに特に左耳で低下していた．WAB 失語症検査では，自発話 10，話し言葉理解 0，復唱 0，呼称 5.1，読み 6.1 と顕著な語の理解障害を認めた．書字は検査拒否し未施行であった．環境音や音楽の認知に明らかな異常はみられなかった．これらの検査所見から純粋語聾と診断した．

【脳MRI画像検査】
　左 Heschl 回（ヘッシェル回）を含む側頭葉に新規脳梗塞を認めた．一方，陳旧性脳梗塞を右側頭葉-頭頂葉に認めた．初回の右側の脳梗塞に加えて，新たに左側の側頭葉に脳梗塞を発症したため純粋語聾を呈した症例と考えられた 図3．

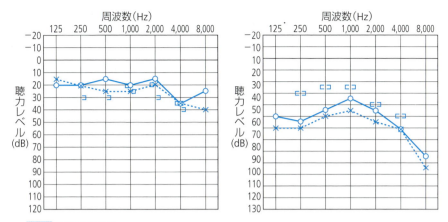

図2 純音聴力検査
左：純粋語聾（症例提示）．聴力は正常範囲内であり，高音域でも聴力低下がみられない．
右：老人性難聴．聴力は4000 Hz，8000 Hzの高音域で聴力低下がみられる．

4. 聴覚性失認の検査の進め方

A．純音聴力検査と語音聴力検査，B．失語症検査，C．環境音認知検査，D．失音楽症の検査を順に行っていく．

A. 純音聴力検査と語音聴力検査

純音聴力検査と語音聴力検査で閾値と明瞭度を調べる．老年性難聴は，純音聴力検査で高音部（4,000 Hzや8,000 Hz）の聴力低下と，語音弁別能力の低下を認める 図2右 ．一方，聴覚性失認の純音聴力検査では聴力低下はみられず，語音聴力検査で低下を認め，とくに数字と言語で解離を認めた．

B. 失語症検査

次に言葉の理解障害（聴理解）の程度や失語症を合併しているかを検査する．失語症の合併があれば，文法の障害や物品呼称が障害されている．Wernicke失語では錯語や読み書きの障害がみられる．ただし，Wernicke失語でも回復過程に純粋語聾がみられることがある．この場合は，錯語がなくなり読み書きが改善しても，聴理解が低下している．トーク

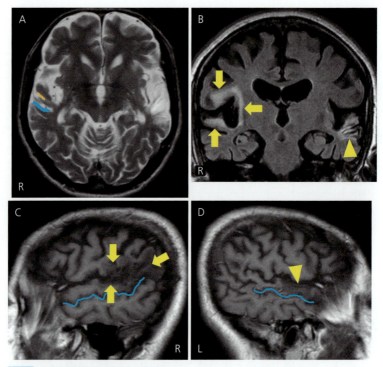

図3 純粋語聾例の脳MRI水平断
青線: 右上側頭溝, 橙線: 右横側頭溝
A: 脳MRI T2強調画像水平断. 左側頭葉に高信号の新規脳梗塞を認める
B: 脳MRI FLAIR画像冠状断. 左側頭葉平面に高信号の新規脳梗塞巣（矢頭）と右側頭平面と島回, 頭頂弁蓋に陳旧性脳梗塞を認める（矢印）.
C: 脳MRI T1強調画像矢状断. 右側頭葉の後方に低信号の陳旧性脳梗塞（矢印）を認める.
D: 脳MRI T1強調画像矢状断. 左側頭葉平面に低信号の新規脳梗塞（矢頭）を認める.

ン・テストは10分程度で言語認知障害の有無と程度を検査できるので簡便な検査として用いられる．標準失語症検査（SLTA）やWAB失語症検査日本語版は詳細な失語症の評価に用いられる（2章「失語症」を参照）．

C. 環境音認知検査

つづいて環境音の理解について，環境音を集めた録音を聞かせて検査を行う．自然の音（雷や川など）や，日常物品の音（電話音，時計，ハサミ），動物の鳴き声や虫の音を録音し聞かせる．病前によく聞いていた音が

あれば（例えば，元美容師にハサミの音など）熟知した音として聞かせるのもよい．音の提示のみでは正答するのが難しい場合には，あらかじめ準備した絵カードから提示した音と関連するカードを選ばせるという方法もある **>付録 DATA** 06-01 **>付録 DATA** 06-02 **>付録 DATA** 06-03.

D. 失音楽症の検査 ··

音楽能力の検査は，ピッチやリズム，音量，音色，音階，和音，メロディの弁別や，メロディの再生などが検討される[1]．失音楽症の検査の検討には，MBEA（The Montreal battery of Evaluation of Amusia）や，Seashore test が使用される．

MBEA は失音楽症の評価を目的に作成され，メロディの輪郭，ピッチの感覚，音階，リズム，拍子，記憶という 6 つの下位検査に分かれる[2]．MBEA はウェブサイトから無料で入手でき，一部オンラインで検査をすることもできる[3]．一方，Seashore test は，ピッチ，リズム，音量，時間，音色，音の記憶の 6 つの下位検査からなり，そのうちピッチ，リズム，音量，音色は 1 組の刺激の異同弁別，時間は 1 つ目の音に対する 2 つ目の音の長短を，音の記憶検査では 1 つ目の音列に比べて，2 つ目の列の何番目の音が異なっていたかを答える[4]．

5. 聴覚性失認の分類 表1

聴覚性失認は，皮質聾，純粋語聾，環境音失認，感覚性失音楽症などに分類される[5]．皮質聾（general auditory agnosia）または広義の聴覚性失認は，言語音も環境音も音楽も理解することが困難な病態である．純粋語聾（pure word deafness）または言語性聴覚性失認（verbal auditory agnosia）は，言語音の聴覚性理解障害である．環境音失認（agnosia for environmental sounds）または環境音認知障害は，環境音，たとえば雨や雷など自然が作る音，ハサミや靴など人や物がたてる音と，動物の鳴き声などの非言語音の認知障害である．音楽全般の能力の喪失を失音楽症（amusia）とよばれ．音楽を「聴く」ことに限局した障害があるものは，感覚性失音楽症または受容性失音楽症や音楽認知障害などとよばれる．

表1 聴覚性失認の分類

広義の聴覚性失認・皮質聾（General auditory agnosia）
　　言語音・環境音・音楽の認知障害
純粋語聾または言語性聴覚性失認（Pure word deafness・Verbal auditory agnosia）
　　言語音の認知障害
環境音失認（Agnosia for environmental sounds）
　　環境音の認知障害
感覚性失音楽（Agnosia for music）
　　音楽を聴くことの認知障害

6. 聴覚性失認の特徴

A. 皮質聾

　大脳半球の損傷によって言語音や環境音，音楽などすべての認知障害がある．通常は，両側の側頭葉病変（一次聴覚野を含む）や両側の聴放線の病変で出現する．大脳の障害が広範囲であることから，急性期は意識障害や錯乱，失語がみられうるが，改善後に皮質聾が明らかになってくることが多い．患者自身が気付き自発的に述べることが多いが，稀に障害に対する病態失認もある．背景疾患には脳血管障害や外傷，脳炎などがある．脳血管障害の場合，初回の片側性病変のみでは生じず，さらに反対側に再発すると皮質聾になる．稀に左右いずれかの一側性病変の報告例もある．聴覚野や聴放線，内側膝状体の損傷の部位によって聴覚性失認をタイプ別している報告もある[6]．

B. 純粋語聾・言語性聴覚性失認

　言語音（話し言葉）に選択的な認知障害である．話の内容自体は理解できなくても，声色から話し手の性別や声質，プロソディーから話し手の気分を認知できることがあるため，純粋語聾の典型例は皮質聾に比べると周囲から気づかれにくい．難聴や聾のような行動は稀で，音刺激への注意障害も少ない．発声はときに大きく，プロソディーが崩れていることもある．純粋語聾では，感覚性失語と異なり，発話や書字，読字に障害があっても比較的軽度である．脳血管障害では両側の側頭葉-頭頂葉病変が多く，稀に左側の側頭-頭頂葉病変や左皮質下病変がある．Wernicke 野への聴覚的

92

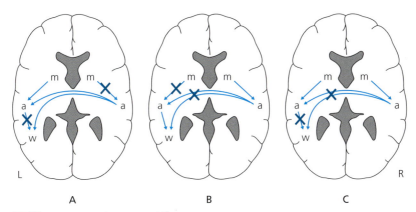

図4 純粋語聾の推定される機序[3]
両側の側頭葉病変は Wernicke 野などの言語処理中枢へ，両側大脳半球からの聴覚情報が入力されるのを阻害されるために発症すると考えられている（A）．片側病変であっても左側の聴覚入力を同側の Wernicke 野への入力を障害するだけでなく，右半球からの聴覚野から交連繊維が障害される（B，C）．
A：右半球の内側膝状体から聴覚野への入力と左半球の聴覚野から Wernicke 野への入力が障害されている．
B・C：左半球の聴覚入力の Wernicke 野への入力が障害され，反対側からの聴覚情報も右半球からの交連線維の損傷で入力が障害される．
a: 聴覚野，m: 内側膝状体，w: Wernicke 野，×: 損傷部位（図3）．
脳MRI 水平断　Heshel 回の位置

入力が絶たれ，Wernicke 野が孤立した状態にあると考えられている　図4．

C. 環境音失認・環境音認知障害

　　言語音や音楽の認知は保たれているが，環境音の知覚や理解が選択的に困難なものを環境音失認とよぶ．環境音失認を単独で発症する症例は稀で，多くが感覚性音楽性失認と合併する．環境音失認は一側または両側の側頭葉を含む大脳皮質病変や，両側の聴放線を含む皮質下の病巣でも報告がある．劣位半球病変では猫の鳴き声を人の歌声と間違えるなど，音響的に似た別の音に知覚される傾向があり，優位半球病変では猫の鳴き声を聞いて犬と答えるなど，意味的に似たカテゴリーの音と認知される傾向があるとの報告もある[7]．

D. 感覚性失音楽症

　　脳の後天的な疾患によって生じた音楽能力の障害もしくは喪失は失音楽

症とよばれる．感覚性失音楽症は，音楽の知覚や認知の障害である．音楽は脳内である程度独立した情報処理を受けていると考えられており，音楽能力には，音楽のピッチやリズム，メロディ，ハーモニー，調性，音色などの構成要素を知覚する能力，歌う能力，楽器を演奏する能力，楽譜の読み書きの能力，そして鑑賞し感動する能力があると考えられている[1]．劣位半球の右上側頭回は，メロディや音色などの複雑な非言語性聴覚刺激の処理に関わると考えられている[7]．

7. 電気生理学・画像的検査

聴性脳幹反応（auditory brain-stem response: ABR）は，聴神経から大脳皮質に至る聴覚伝導路の異常を電気生理学的に判定する 図5．脳幹の聴覚伝導路は内耳（蝸牛）から（ABR: Ⅰ波），聴神経（蝸牛神経）を介し

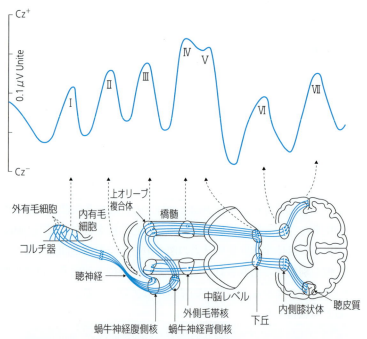

図5 聴性脳幹反応（Auditory Brain-stem Response; ABR）
Ⅰ波: 蝸牛，Ⅱ波: 蝸牛神経核，Ⅲ波: 上オリーブ核，Ⅳ波: 外側毛体核，
Ⅴ波: 下丘，Ⅵ波: 内側膝状体，Ⅶ波: 聴皮質

て延髄上端から脳幹に入り，蝸牛神経背側核と蝸牛神経腹側核（ABR: Ⅱ波）に分枝する．蝸牛神経背側核からの第二次ニューロンは橋被蓋（橋の背側）を通って左右交叉し外側毛体となって上行する．蝸牛神経腹側核からの第二次ニューロンは神経線維の集合体である台形体を形成し左右交叉する．この線維群は反対側の台形体内の上オリーブ核（台形体核）（ABR: Ⅲ波）または外側毛体を上行して外側毛体核（ABR: Ⅳ波）に投射する．上オリーブ核または外側毛体核からの第三次ニューロンは外側毛体を上行し，中脳の下丘に投射する（ABR: Ⅴ波）．下丘からの線維束は同側の視床の内側膝状体核に終わる（ABR: Ⅵ波）．内側膝状体からの神経線維は聴放線とよばれ，内包およびレンズ核の後端下部を通り，聴皮質（ABR: Ⅶ波）へ投射する．内側膝状体以下の損傷は聴力低下としてあらわれるが，上位の損傷では全体的な聴力低下の他に，言語音，環境音，音楽がそれぞれ選択的に障害される．

脳 MRI 画像では聴覚伝導路である脳幹や聴放線，側頭葉の器質的変化の有無を調べる．一次聴覚野は側頭葉上面にある横側頭回で Heschel 回ともよばれる．脳 MRI 画像水平断で，シルビウス裂と島回，上側頭溝のある断面で，側頭弁蓋の上側頭溝の内側に横側頭溝を同定する．横側頭溝を境に前方が横側頭回，後方が側頭平面である 図6 ．横側頭回および側頭平面は左右非対称で，最も左右差のある脳回の一つである．優位半球の方が劣位半球より広いことが多い．一次聴覚野は Brodmann 41 野と 42 野の一部を含み，さらに 42 野は側頭平面に広がる．二次聴覚野は上側頭回の

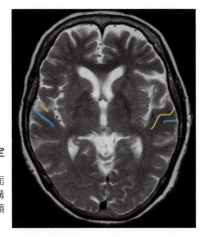

図6 脳 MRI 画像における Heshl 回の同定
青線：上側頭溝，橙線：横側頭溝
シルビウス裂と島回，上側頭溝のある断面で，側頭弁蓋の上側頭溝の内側に横側頭溝を同定する．横側頭溝を境に前方が横側頭回，後方が側頭平面である．

Brodmann 22野である．優位半球のBrodmann 22野の後部1/2から1/3をWernicke野とよび，感覚性言語野として知られる．

　（本章の図1作成に際し，昭和大学内科学講座脳神経内科部門　森友紀子氏にご助力を頂きました．ここに感謝申し上げます．)

【引用文献】
1) 佐藤正之．失音楽症について教えてください．河村　満，編．高次脳機能障害Q & A 症候編．第1版．東京: 新興医学出版社; 2011.
2) Peretz I, Champod S, Hyde K. Varieties of musical disorders: The Montreal Battery of Evaluation of Amusia. Ann N Y Acad Sci. 2003; 999: 58-75.
3) http: //www.peretzlab.ca/knowledge_transfer/
4) Seashore CE, Lewis D, Saetveit J. Seashore measures of musical talents. New York: The Psychological Corporation; 1960.
5) Slevc LR, Shell AR. Chapter 32: Auditory agnosia. Handbook of Clinical Neurology, Vol 129, 2015. p.573-87.
6) 加我君孝，竹腰英樹，林　玲匡．中枢性聴覚障害の画像と診断．聴覚失認―音声・音楽・環境音の認知障害―．高次脳機能研究．2008; 28: 224-30.
7) Beaumont JG, Kenealy PM, Rogers MJC, 編．神経心理学事典．第1版．岩田　誠，河内十郎，河村　満（監訳）．東京: 医学書院; 2007.

〈二村明徳，小野賢二郎〉

Chapter 7
構成障害

Key Words
Alzheimer 病，Lewy 小体型認知症，頭頂葉，
視空間認知障害

構成障害の評価法

ベッドサイド
1. 手指行為の模倣 図1
2. 単純な図形模写 図2
   MMSE のダブルペンタゴン
3. 複雑な図形模写
   ROCF，BCoS 図2
   ▶付録 DATA 07-01
検査室
1. VPTA の図形模写課題
2. WAIS-Ⅲの積み木課題
3. コース立方体組み合わせテスト

1. はじめに

　構成障害は，視覚提示された見本を描いたり積み木を並べたりといった，まとまった形態を形成する能力の障害を指す．脳血管障害のほかにも，初期の Alzheimer 病（Alzheimer diseas: AD）や Lewy 小体型認知症

(dementia with Lewy bodies: DLB) でも高頻度にみられる．高齢社会を迎え，あらゆる医療現場で認知症患者に遭遇しうることを考えると，構成障害をベッドサイドで正しく評価し拾い上げることは非常に重要である．本章では構成障害の概念や病巣，ベッドサイドでの評価方法，詳細な検討などについて，実例を交えて解説する．

2. 症候の概念，分類，症候を起こす疾患，病巣対応

A. 構成障害の概念

見本を正確に模倣するためには，
1. 提示された見本の細部を正しく知覚し分析する（視覚的入力）
2. 視覚情報の処理と運動を協調させる（入出力の統合）
3. 計画的に模倣する（運動出力）

というプロセスが必要となる．構成障害はこの1～3の一連のプロセスのどこかに障害が生じた結果，見本の模倣ができない状態として定義されている．

古典的には構成失行として失行症の1つと考えられ，1，3のプロセスではなく，2のプロセスの障害として，「健全な視覚認知機能（入力）と運動行為機能（出力）の統合機能の障害」によるものと定義されていた．しかし，例えば半側空間無視では，無視が重度であっても図形模写が正確にできる症例もあれば，無視は軽度であるにも関わらず無視の影響を受けたと考えられる図形模写しかできない症例（症例1参照）もみられる．また，明らかな遂行機能障害は検出できないものの，構成課題では計画的な模倣ができず，遂行機能障害の影響を受けたと考えられる模写となる症例（症例3参照）も存在する．このように，個別には視覚的入力や運動出力に明らかな異常は認めないものの，構成課題においては1，3のプロセスの障害がみられる症例も多い．近年では臨床的に遭遇する多様な構成行為の障害をまとめて捉えるため，古典的な構成失行という概念ではなく，より広義の構成障害という概念が用いられるようになった．

以上のように，構成障害は構成課題の遂行が不正確であることを指す用語であるため，構成障害があっても必ずしも日常生活活動が障害されるわけではない．そのため，本人の主訴や日常生活上の問題からは構成障害の存在に気づかれず，後述の検査を通して初めて気づかれることも多い．逆に，構成という複数の能力を要する課題で初めて軽微な視覚的入力や運動

出力の障害が構成障害として明らかになることもある.

B. 構成障害の病巣と疾患 ………………………………………………………

　　構成障害は主に右頭頂葉の損傷で起こることが多いが，左半球損傷，前頭葉や基底核・視床の損傷でも生じうる. 構成障害は様々な能力の影響を受けているため，局在症状としての意義は低いと考えられる.

　　損傷半球によって，構成障害は質的に異なるといわれている. 右半球損傷例では半側空間無視などの視空間認知障害の影響が大きく，細部を逐次描けるが全体を正確に構成できなくなるという傾向がある. 一方，左半球損傷例では描画を適切に計画できず，細部の表現を欠き，絵が単純化する傾向があるといわれている.

　　構成障害は脳血管障害だけでなく，変性性認知症でも初期から高頻度にみられる[1]. AD では，軽度認知障害（mild cognitive impairment: MCI）の段階でも複雑図形の模写が年齢・性別を一致させた健常高齢者よりも障害されており，認知症に進行するに従い，さらに成績が悪くなること，模写の成績が右前頭・側頭・頭頂領域という複数の部位の萎縮と関係していることが報告されている[2]. DLB では AD よりも初期から，視空間認知障害に伴う構成障害が目立つため，初期の両者の鑑別には，錐体外路症状の有無よりも構成障害の有無のほうが有用であると報告されている[3].

3.　検査方法

A. 手指行為の模倣 …………………………………………………………………

　　検者が指や手である形を作り，患者にそれをみて模倣するように指示する.「V サイン」や「きつね指」，第 1 指と第 5 指を立てる指位，第 1・2・5 指を立てる指位の模倣などはその典型例である. また，片手での模倣に比べ，「はと」の模倣など，両手を組み合わせた課題のほうが難易度が高い **図 1** .

B. 単純な図形模写 …………………………………………………………………

　　Mini-Mental State Examination（MMSE）でも採用されている，ダブルペンタゴンの模写課題や，立方体透視図の模写課題 **図 2a** は簡便でベッドサイドでも簡単に行える. また認知症の重症度と相関することが知られ

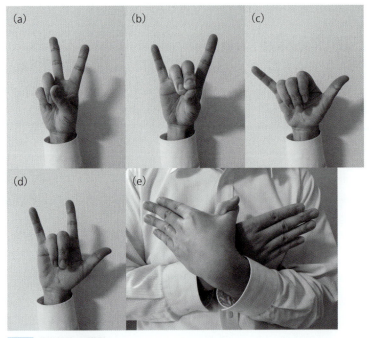

図1 手指行為の模倣
(a) Vサイン, (b) きつね指, (c) 第1指と第5指を立てる指位,
(d) 第1, 2, 5指を立てる指位, (e) 両手を用いたハト

ている Alzheimer's Disease Assessment Scale-cognitive subscale (ADAS-cog)にも,立方体透視図を含む複数の模写課題が含まれている.ダブルペンタゴンに比べ,立方体透視図の模写は学歴の影響を受けることが知られているため,患者背景に合わせて用いる必要がある.これらの検査で模写が正確にできない,あるいはできても非常に長い時間を要したり,一般的ではない方略で描いたりした場合は,構成障害を疑い,必要に応じて以下のような詳細な検査へと進むのがよいであろう.

C. 複雑な図形模写

より複雑な図形の模写としてよく用いられるのが,Rey-Osterrieth の複雑図形(Rey-Osterrieth Complex Figure: ROCF)図2b である.この図形は模写課題として利用することで構成障害を評価できる他,模写後,一定の時間をおいた後に再生(遅延再生)させることで視覚性記憶の

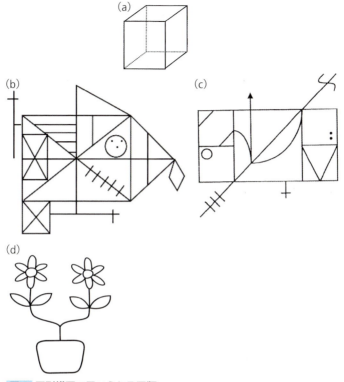

図2 図形模写で用いられる図版
(a) 立方体透視図の模写課題，(b) Rey-Osterrieth の複雑図形，
(c) Birmingham Cognitive Screen battery の複雑図形，(d) VPTA 2
つの花の模写課題

評価に用いることもできる．採点は，この図形を18個の部分に分け，各部分の形と位置が正確に描かれているかで各々0～2点の得点を与え，36点満点で評価する採点法が一般的である．また図形を描く順序を評価することで計画的に構成できているか否かを評価することもできる．描く順序を評価するため，被験者が1つのセクションを描き終える毎に異なる色の鉛筆を渡して描かせる方法や，近年では実際に描いている場面を動画として記録する方法が用いられている．このように描く順序を記録した上で，描画時の方略として，大きな長方形を描いてから右側の隣接する三角形を描いているか否か，大きな長方形とその対角線・中辺を全て描いてから，大きな長方形の他の内部の要素を描いているか否か，などを評価することで，描画時の方略を評価する方法が検討されている[4]．

複雑図形としてはROCFが最もよく用いられるが、最近はBirmingham Cognitive Screen battery（BCoS）に含まれる複雑図形 図2c もしばしば用いられるようになっている。BCoSの複雑図形は左右非対称ではあるが、左右の構成要素数が同じであるため、左右での得点の違いから半側空間無視の影響を抽出することができるなど、評価のための工夫がなされている **>付録 DATA** 07-01.

D. 視覚認知の全般的な評価 ·······················

　視覚認知機能を幅広く評価できる標準高次視知覚検査（Visual Perception Test for Agnosia: VPTA）にも図形模写課題が含まれている。VPTAには模写課題の他にも、視覚失認や視空間認知機能障害、半側空間無視などを評価可能な下位項目が含まれているため、構成障害の視覚認知面での原因を探るのに有用である。特に2つの花の模写課題 図2d は、構成障害における半側空間無視の影響を検出しやすい。

E. 組み立て課題 ·······························

　模写課題以外にも、積み木を並べて見本の模様を完成させることによって構成能力を評価する課題がある。代表的な検査としては、ウェクスラー成人知能検査第3版（WAIS-Ⅲ）に含まれる積み木課題や、コース立方体組み合わせテストがある。これらの検査は標準化されているため、スコアによってどの程度障害されているかを知ることが可能である。

　マッチ棒を組み合わせて見本と同じ形を作らせる課題も、構成障害の評価に用いることができる。

　以上のように構成障害の評価法は数多く存在する。構成障害を評価する際には、まず構成行為に影響を与えるような著しい視覚障害や運動障害がないことを確認するのは当然として、それ以外にも、特に複雑な課題においては、構成障害とは無関係の症候で成績が低下する可能性も考慮する必要がある。例えば、何らかの認知機能障害をもつ患者では破局反応を示しやすいことや、前頭側頭型認知症の患者では考え不精のために真面目に検査を受けていない場合もある。積み木課題では時間制限もあるため、精神運動速度の低下が強ければ得点は低下する。受検態度も踏まえて、各検査の成績を解釈することが重要である。

4. 症候の実際

症例1　右大脳半球の広範な脳梗塞
80歳右利き男性　教育歴12年

　75歳時に脳梗塞既往あり．左上下肢の麻痺を認めたが，右上下肢の運動に異常を認めず，一部視野欠損は伴っていたが，日常生活上，視覚に粗大な問題は認めなかった．MMSE 27点で，失点は日付，Serial 7，図形模写でそれぞれ1点ずつのみであった．図形模写では，2つの五角形を重ねて描くことができず，左側は四角形になっていた 図3a．立方体透視図の模写では，概形は描けたものの，透視部分の辺を描写しなかった 図3b．VPTAを施行したところ，線分抹消試験や線分二等分試験では半側空間無視を疑う所見は認められなかったが，2つの花の絵の模写では左側の花弁を描写せず，左半側空間無視の影響が認められた 図3c．頭部CT上，頭頂葉を中心に，前頭葉，側頭葉まで右半球に広範に陳旧性梗塞像を認めた 図3d．

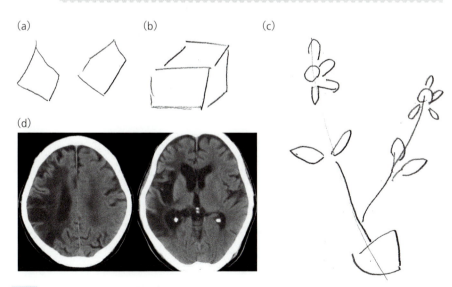

図3　右大脳半球の広範な陳旧性脳梗塞患者でみられた構成障害
(a) MMSE 図形模写課題，(b) 立方体透視図の模写課題，(c) VPTA 2つの花の模写課題，
(d) 頭部MRI

本症例は右の頭頂葉という構成障害が出現しやすい領域に広範な障害を有し，このためにダブルペンタゴンにおいて，個々の形は概ね正しく模写できているが，2つの図形の位置関係を正しく再現できないという特徴を有していると考えられた．さらに2つの花の絵の模写から明らかなように，軽度の左半側空間無視を併存しているため，左側の五角形が四角形として模写されたと考えられた．以上から，本症例の構成障害は，視覚的入力の障害の影響を受けていると考えられた．

症例2 視空間認知障害が目立つ非健忘型 Alzheimer 病
63歳両利き男性　教育歴16年

60歳時から，ものの見え方の異常や物忘れを自覚するようになった．日常生活上は目の前のものに気づかない，車の運転中に頻繁にぶつけるなど，視空間認知障害の影響と思われる出来事が散見された．MMSE 28点で，失点は Serial 7, 図形模写でそれぞれ1点ずつのみであった．図形模写では，五角形を1つしか描けず，始点と終点を合わせることもできなかった 図4a．立方体透視図の模写でも，辺の欠損を認め，2辺の始点・終点を合わせることができなかった 図4b．一方，書字作文では，各文字の形態に大きな乱れはなく，文字の配列も整っていた 図4c．VPTA では錯綜図課題と図形模写課題を除いて，視知覚の基本機能のカテゴリでの粗大な異常は認めなかったが，図形模写では提示された見本に一部を重ねて模写を行う closing-in 現象（構成障害が重度であることを示唆する所見）を認めた．WAIS-Ⅲ 積み木課題では，2つの積み木を用いた模様しか構成することができず，年齢補正した評価点は1であった．頭部 MRI では両側頭頂葉を中心に萎縮を認め 図4d，脳血流 SPECT では両側頭頂葉・側頭葉後方・後頭葉の強い血流低下を認めた 図4e．言語性記憶課題の成績は良好であったが，髄液バイオマーカーからはアミロイド β1-42 低下およびタウ蛋白上昇を認めた．総合して，視空間認知障害の強い非健忘型 AD と診断した．

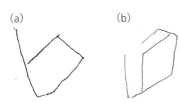

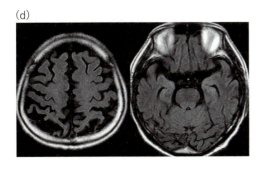

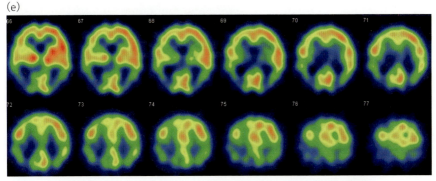

図4 視空間認知障害が目立つ非健忘型 Alzheimer 病患者でみられた構成障害
(a) MMSE 図形模写課題, (b) 立方体透視図の模写課題, (c) MMSE 書字作文課題,
(d) 頭部 MRI, (e) 脳血流 SPECT

　本症例では, 日常生活上では視空間認知障害の影響が明らかであったが, 視空間認知に関する個別の検査では障害を検出できなかった. 一方, 構成課題では辺の欠損や2辺の始点・終点のずれ, closing-in

現象など，空間定位に異常をきたしていると考えられる所見がみられた．複数の能力を要する構成課題や錯綜図課題で視空間認知障害を検出できた例といえる．しかし，他の要素的な課題で粗大な障害を認めない軽微な視空間認知障害単独でclosing-in現象を伴うほどの重度の構成障害が生じるとは考え難いため，本症例では視覚的入力と運動出力の統合や，運動出力のプロセスでの障害も，構成障害に関与していると考えられる．MMSEの書字作文の様子をみると，運動出力面での粗大な障害は認めず，視覚的入力と運動出力の統合における障害，つまり古典的な構成失行の要素をもった症例と考えられる．実際に本症例では，後述の先行研究で視覚運動変換と関連すると指摘[5]された，後部後頭葉・感覚皮質の血流低下も認めている．

なお本症例では，その後の経過観察でVPTAの視知覚の基本機能のカテゴリの全ての項目で障害がみられるようになり，視覚性注意障害や精神性注視麻痺などBalint症候群の特徴が明らかになるとともに，頭頂葉・後頭葉・側頭葉内側の萎縮も進行した．

症例3　Lewy小体型認知症
75歳右利き男性　教育歴12年

72歳時にレム期睡眠行動異常症を発症．74歳時より物忘れを認めるようになった．MMSE 24点で，Serial 7で3点，遅延再生で3点の失点を認めた．MMSEでの模写課題 図5a や立方体透視図の模写 図5b は問題なく行うことができたが，ROCFの模写では，全体を描いてから部分を描くといった計画的な方略をとることができず，部分の大きさのバランスや配置に誤りがあり，36点満点での評価法では17点となった 図5c ．頭部MRI上は全脳性の脳萎縮を認め 図5d ，脳血流SPECTでは後頭葉・頭頂葉・側頭葉後方の強い血流低下を認める一方で，後部帯状回の血流は相対的に保たれていた 図5e ．初診の時点では，パーキンソニズム，幻視，認知機能の変動を認めず，中核症状はレム期睡眠行動異常症のみであったが，上記所見からDLBが示唆された．本症例はその後の経過観察中，パーキンソニズム，認知機能変動の出現を認め，probable DLBと診断された．

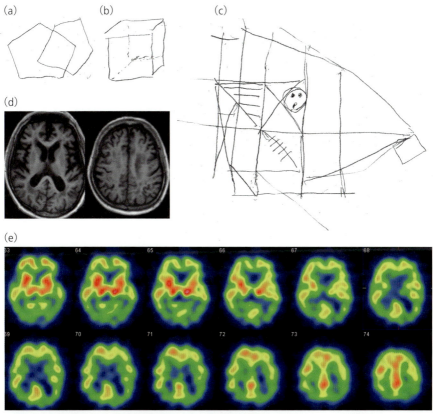

図5 初期の Lewy 小体型認知症患者でみられた構成障害
(a) MMSE 図形模写課題, (b) 立方体透視図の模写課題, (c) ROCF の模写, (d) 頭部 MRI, (e) 脳血流 SPECT

　本症例では，ダブルペンタゴンや立方体透視図のような比較的単純な模写課題で明らかな問題はみられなかったが，複雑図形を描く際の方略は不適切で，描画運動の際の計画性の障害が構成障害に影響していると考えられた．脳血流SPECTでは，後方領域に比べると軽度であるが，両側前頭葉背外側の血流低下も伴っており，同部位の機能低下に伴う遂行機能障害が関与していると考えられる．また，複雑図形描画の際の線の重なりや配置の障害からは，軽度の視空間認知障害や，視覚情報処理と運動出力の協調における障害の影響も受けていると考えられた．こちらはDLBに伴う頭頂葉・後頭葉を中心とした後方領域

の機能低下が関与していると考えられる.

5.　最近の研究

　構成障害は様々な能力と関係する症候であるため，古くから構成障害の分類やそれぞれの能力の障害の責任病巣の解析が行われてきた．Chen らは 239 例の亜急性期脳卒中患者において，BCoS の複雑図形模写課題の成績を主成分分析した結果，(1) 他の失行と共通の高次の運動コントロールと関連した，左中心後回・右視床・中前頭回と関わる成分，(2) 複雑図形模写特有の視覚運動変換と関連した，後部後頭葉・感覚皮質と関わる成分，(3) 多段階の物品使用課題と関連した，左下前頭眼窩回・右紡錘状回・小脳と関わる成分が，構成障害に主に関わっていると報告している[5]．この結果は，複数の脳部位が担う各認知機能の障害が，構成障害の原因となっていることを示唆するものである.

　また，AD と DLB を鑑別するためのツールとして，MMSE の模写課題を利用しようという試みもなされている．3 年以上の経過観察で DLB になった MCI 患者 30 例と AD になった MCI 患者 23 例で，MMSE のダブルペンタゴン模写課題を比較したところ，DLB では正確に角の数を描けた患者が有意に少なく，感度 41%，特異度 91% で鑑別することができた[6]．つまり，MMSE の模写課題で五角形ではなく四角形や六角形を描いてしまう MCI 患者は，DLB にコンバートする可能性が高いことを示唆している.

6.　おわりに

　構成障害は複数の認知機能が関わる障害であるため，様々な脳部位の損傷や疾患で，質的な違いをもって現れる．そのため，紹介した症例のように，他の症状がはっきりとしていない段階から構成障害が現れることも多く，変性性認知症に初期段階で気づいたり，他の検査では顕在化してこない日常生活に影響する障害に気づく助けになることもある．単純に模写の成否だけでなく，どのように模写ができていないかを評価することが重要

になる.

【文献】

1) Trojano L, Siciliano M, Cristinzio C, et al. Exploring visuospatial abilities and their contribution to constructional abilities and nonverbal intelligence. Appl Neuropsychol Adult. 2017; 9: 1-8.

2) Ahn HJ, Seo SW, Chin J, et al. The cortical neuroanatomy of neuropsychological deficits in mild cognitive impairment and Alzheimer's disease: a surface-based morphometric analysis. Neuropsychologia. 2011; 49: 3931-45.

3) Tiraboschi P, Salmon DP, Hansen LA, et al. What best differentiates Lewy body from Alzheimer's disease in early-stage dementia? Brain. 2006; 129 (Pt 3): 729-35.

4) 剣持龍介, 小林知世, 山岸 敬, 他. Rey 複雑図形模写課題における認知症患者の遂行機能障害の評価: 簡易評価尺度の作成と妥当性の検討. 高次脳機能研究. 2013; 33: 236-44.

5) Chen H, Pan X, Lau JK, et al. Lesion-symptom mapping of a complex figure copy task: A large-scale PCA study of the BCoS trial. Neuroimage Clin. 2016; 18: 622-34.

6) Cagnin A, Bussè C, Jelcic N, et al. High specificity of MMSE pentagon scoring for diagnosis of prodromal dementia with Lewy bodies. Parkinsonism Relat Disord. 2015; 21: 303-5.

〈鐘本英輝, 數井裕光〉

視覚性失認, カテゴリー特異的失認

Key Words
視覚対象認知, 統覚型（知覚型）視覚性失認, 連合型視覚性失認, 相貌失認, 街並み失認

視覚性失認, カテゴリー特異的失認の評価法

ベッドサイド
1. 視覚性失認: 実物品の視覚性および触覚性呼称
2. 相貌失認: 有名人や家族の写真
3. 街並み失認: グーグルのストリートビュー

▶付録 DATA 08-01a

検査室
1. 視知覚全般: 標準高次視知覚検査（VPTA）
2. 対象認知・空間認知: Birmingham Object Recognition Battery（BORB）
3. 相貌認知: 標準高次視知覚検査 熟知相貌検査第2版（VPTA-FFT ver.2）

1. はじめに

　視覚対象認知に必要な高次の視覚情報処理過程が障害され, 要素的な処理過程が保たれる状態を視覚性失認という[1]. しかし, この定義に含まれる「視覚対象認知」,「高次の視覚情報処理過程」,「要素的な視覚情報処理

過程」などの意味するところは自明であるとは言い難い．古典的な視覚性失認の定義や分類〔統覚（知覚）型，連合型など〕にとらわれると，目前の患者の症候の特徴を捉えそこねてしまうことがある．本章の目指すところは，視覚性失認という症候の具体像を描き出すことである．その道筋として，まず視覚情報処理過程に関する神経生理学的知見について紹介し，それと比較対照させながら視覚性失認の患者の行動，診察・検査所見，分類について解説をしていく．

2. 視覚情報処理の神経生理学

外界の対象が「何であるか」を視覚的に判断することを視覚対象認知という．正常な視覚対象認知が成立するためには，外界の光情報をもとに対象を検出し，それを視覚イメージとして構成しなくてはならない．視覚対象認知には，多くの視覚情報処理過程が系列的または並列的に組み合わさって関与している．ここでは話を単純化し，(1) 符号化（encoding；光情報から神経情報への変換），(2) 表象化（representation；像の抽出・構成），(3) 解釈（interpretation；意味情報や空間情報への変換）の3つの系列的な処理段階に分けて考えることにする **図1** [2,3]．3番目の「解釈」を視覚情報処理の最終段階と考えると，視覚処理には2つのゴールがあることになる．すなわち対象認知（意味化，対象の'what'についての情報統合）と空間認知（対象検出，対象の'where'についての情報統合）であ

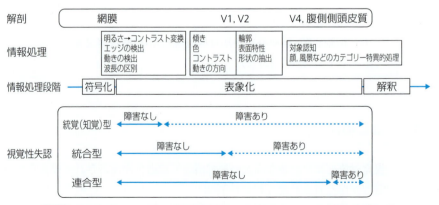

図1 解剖学的部位，視覚の情報処理過程，視覚性失認の古典分類の対応関係

る．対象認知の障害が視覚性失認で，空間認知の障害は他の章で扱われる半側空間無視や視覚性注意障害（同時失認）に相当する．

外界からの光のパターンが網膜に到達し，神経信号に変換される処理過程を符号化という．符号化と同時に表象化にかかわる初期の処理，すなわち明るさ情報からコントラスト情報への変換，エッジや動きの検出，波長（色）の区別が行われる．網膜という視覚情報処理の入り口においてすでに表象化の発端がはじまっていることを考えると，「高次の視覚処理過程」と「要素的な視覚処理過程」という区分のあいまいさがわかるだろう．

網膜で神経信号に変換された情報は，視神経（網膜神経節細胞の軸索の束）を介して外側膝状体に送られ，そこからさらに1次視覚皮質（primary visual cortex, V1）に至る．V1とそれにつづく2次視覚皮質（secondary visual cortex, V2）では網膜上の位置関係（retinotopic map）情報がある程度保存されていることから，これらの視覚皮質を網膜地図対応皮質（retinotopic visual cortex）とよぶ．V1やV2では，まず傾き，色，コントラスト，両眼視差，動きの方向に関わる処理が行われ，それらを基に輪郭，表面特性，形状の区分抽出や対象の奥行きや動きの検出が行われる．V1やV2において行われるこれらの処理は表象化の中間段階に当たる．

視覚処理の3段階のうち表象化の後半および解釈がV2より後のレベルの諸視覚皮質においてなされる．これらの皮質領域において網膜地図対応性は失われる．このことは，このレベルにおいて網膜レベルで行われた処理の名残が消え，対象認知と空間認知のそれぞれに特化した処理が行われることを示している 図1．つまり，このレベルにおいてはじめて「疑いなく高次の視覚処理」が行わるといってよいだろう．対象認知に関わる処理は，後頭葉外側面・底面から側頭葉に広がる皮質領域（外側および腹側後頭皮質，腹側側頭皮質）で行われる．V1やV2からこれらの諸皮質に至る解剖学的ネットワークを「腹側視覚路（ventral visual pathway）」もしくは「'what'経路」とよぶ 図2．腹側視覚路に属する皮質領域のうち，対象認知の最終処理段階を担うのは腹側側頭皮質（ventral temporal cortex）である．V1とV2のすぐ前方に位置する皮質領域はV4（4次視覚皮質）とよばれ，形や色の処理に特化した処理を行っている．腹側側頭皮質には，ある特定のカテゴリーの視覚刺激に強い応答性を示す（カテゴリー特異性）細胞の集まる領域が多数存在している[4]．そのような領域の代表は紡錘状皮質（fusiform cortex）と海馬傍皮質（parahippocampal

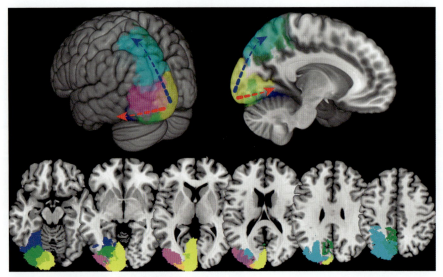

図2 視覚処理に関連する大脳皮質のマップ
黄: V1 および V2, 緑: V4, 青: 腹側後頭皮質（紡錘状回を含む）, ピンク: 外側後頭皮質, シアン: 頭頂間溝周囲皮質, 濃緑: 上頭頂皮質, 赤矢印: 腹側視覚経路, 青矢印: 背側視覚経路
Wang L, et al. の視覚皮質の確率マップ（https://scholar.princeton.edu/napl/resources）と mricron（http://www.mccauslandcenter.sc.edu/crnl/tools）を使用して作成.

cortex）である．前者は顔に，後者は場所や建物に強い応答を示す神経細胞が集簇しており，それぞれ fusiform face area, parahippocampal place area などとよばれている．

　腹側側頭皮質はさらに前方に位置する内側側頭皮質（嗅周皮質，海馬傍回皮質），前部側頭皮質に投射している．これらの皮質領域で行われている処理は視覚様式を超えた「様式非特異的」な処理であり，対象についての概念的知識もしくは意味記憶に相当するものである．このレベルの処理については，本章の取り扱う範囲を超えるため割愛する．

　奥行きや位置などについての空間的な処理は，後頭葉から頭頂葉へと至る諸皮質において行われる．この解剖学的ネットワークを「背側視覚路（dorsal visual pathway）」もしくは「'where' 経路」とよぶ 図1 ．上述の通り，空間認知の障害は半側空間無視や視覚性注意障害（同時失認）に相当する．これらの症候については他の章で取り上げるため，本章では詳しく触れない．

3. 視覚性失認

多くの教科書で取り上げられている視覚性失認の分類は，19世紀末の Lissauer の考え方に拠っている[1]．一方で，前項（2. 視覚情報処理の神経生理学）で論じた視覚情報処理に関する神経生理学的な知見は20世紀後半以降に得られたものばかりである．両者の間にある約1世紀のギャップが，目前の患者の症状を視覚性失認の分類に従って理解しようとする際に感じる「しっくりこない感」の主たる要因であると思われる．

視覚的な対象認知と対象の意味理解は連続的であり，両者の間に明確な線引きをするのは難しいと考えるのは，現代の視覚情報処理の神経生理学的知見と照らし合わせれば当たり前のことのように思われる．しかし，Lissauer の時代にはそのようには考えられていなかった．「統覚型（知覚型）視覚性失認」と「連合型視覚性失認」という視覚性失認の二分法には，対象の知覚（視知覚）に関わるシステムと意味に関わるシステムは切り離されたものであるという当時の考え方が色濃く反映されている．すなわち，統覚型（知覚型）視覚性失認とは視知覚の障害のことであり，連合型視覚性失認とは視知覚と意味の間の離断のことである 図1．

A. 統覚型（知覚型）視覚性失認

統覚型視覚性失認（apperceptive visual agnosia）の名を冠する症例報告に記載されている症候像は多様である．その事実が統覚型視覚性失認を単一の症候群として扱うことの妥当性のなさを示している．「ごくごく要素的な視覚処理だけが保たれていた」症例のみに絞れば，統覚型視覚性失認の患者の振る舞いはおおよそ以下のようなものである．患者は人物の写った写真の顔を指すように指示された際には胸を指し，日常物品の輪郭を指でなぞることができず，2つの文字が同じであるかどうか（異同弁別）もできない．一方で，物のわずかな動きの検出や同じ面積をもつ2つの単純な図形の異同弁別が可能である．また，視覚以外の感覚様式，すなわち触覚，聴覚，嗅覚などの手がかりがあれば，対象が何であるかを当てることができる．

Lissauer の時代の考え方に従えば，上述の行動パターンは「要素的な視覚処理能力」が保たれつつ，「高次の視覚処理能力」が低下しているために

生じると解釈される．一方で，現代の視覚情報処理の神経生理学の考え方に従うと以下のように解釈することができる：

- 単純な図形の異同弁別ができるとはいうものの，文字の異同弁別ができず，人物の顔と胸の区別さえつかないことから，表象化の中間段階すなわち V1 および V2 のレベルで行われている視覚情報処理に問題がありそうだ．
- 動きの検出が良好であることから，空間認知に関わる処理を行う頭頂葉に情報が到達していると考えられる．V1 や V2 は完全には損傷されてはおらず，背側視覚経路の処理はある程度行われているのだろう．
- 空間認知に比して対象認知が強く障害されている．このような乖離は空間認知に関する処理と対象認知に関する処理が分離される V1, V2 よりも後の腹側視覚経路の損傷の存在を示唆している．V1 や V2 のみならず V4 以降の腹側側頭皮質にも不完全な損傷が広がっており，それらの加算・相乗効果によって腹側経路全体の処理に強い障害が生じたのだろう．

単純化して述べると，統覚型視覚性失認とよばれる症候を呈するためには V1, V2 などで行われる比較的初期の表象化処理と，V4 以降で行われる表象化の後半部の処理の障害が絶妙なバランスで障害されることが必要であるといえる．

　統覚型視覚性失認の症例報告に登場する患者の病巣の分布は，現代的な視覚情報処理の神経生理学に基づいた解釈の正しさを裏づけている．統覚型視覚性失認は多くの場合，低酸素性脳症や神経変性疾患（特に posterior cortical atrophy とよばれる症候群）に伴って生じる．これらの病態における神経損傷は不完全なもので，広範な領域に及ぶのが通常である．このようなタイプの損傷が後頭葉を含む後方大脳新皮質に「ちょうどよい」具合に生じると統覚型視覚性失認を呈し，損傷の程度が強すぎると皮質盲になってしまうものと考えられる．

B. 連合型視覚性失認 ....

　Lissauer 流の古典的な考えによれば，連合型視覚性失認（associative visual agnosia）は正常な視覚処理によって抽出された視覚イメージと意味との離断によって生じるとされている．しかし統覚型視覚性失認の場合と同様，連合型視覚性失認として報告されている症例における症候像は不

均一で多様である．個々の患者の症候が連合型視覚性失認のカテゴリーに該当するか否かは，おおよそ以下の 3 つの基準に従ってなされる[1]．

(1) 視覚的に提示された対象の認知ができない．

(2) 触覚，聴覚などの視覚以外の様式で提示されたときに対象の認知ができる．

(3) 対象認知を行うに十分な視知覚をもっている．

(1) と (2) は視覚性失認全般に必要な条件なので，(3) が連合型視覚性失認の診断における決定的な要素である．しかし，どうやって視知覚の状態が「対象認知を行うに十分」であると判断すればよいのだろうか？ 古典的には，線画模写やマッチング課題（見本と同じものを，選択肢の中から選ばせる課題）の成績が「良好」なら (3) の条件を満たすと考えられてきた．しかし，それでもなお「どのような基準をもって『良好な成績』と判断するかという大きな課題が残る．

「患者は自動車の絵をきれいに模写する一方で，のちに自分の描いた絵をみてもそれが何の絵であるかが判断できない」というのが連合型視覚性失認の症例報告によくある記述である．加えて彼らは「見本の線画が何の絵であるかがわからないのに，複数選択肢の中から見本と同じ線画を選択することができる」．このような患者の振る舞いを「意味なき知覚」と解釈するのが古典流である．しかし，これらの課題を遂行する際の連合型視覚性失認患者の行動パターンは独特のもので，とても健常者と同じやり方で課題を遂行しているとは思えない．彼らの模写の仕方は逐次的で，全体を把握することなく，パーツをひとつひとつ描く方法をとっている（piece-meal approach）．彼らは，健常者であれば数十秒以内で終えるような模写課題を完遂するのに 5〜10 分もの時間を要する．マッチング課題においては線画の全体像で判断をせず，細部の一致/不一致を手がかりにして正答を導き出している．これらの所見を踏まえて，連合型視覚性失認に現代流の解釈を加えると以下のようになる：

・模写ができて，マッチング課題もできるのだから，表象化の中間段階あたりまでの処理はおおよそできているのだろう．

・対象の全体像が把握できていないことから，表象化の最後の処理段階には異常があると考えられる．

以上の考察をまとめてみると，表象化の最後の方の処理の障害が強い場合には連合型視覚失認の基準を満たし，表象化の最初期の処理が保たれ中間

段階の障害が目立つ場合には統覚型視覚性失認のカテゴリーに当てはまることがわかってくる 図1.

　連合型視覚性失認の責任病巣は，認識できない対象が物体と顔の両者に及ぶのか，物体だけが認識できないのかによって異なる（顔の対象認知の特殊性については後述）．障害が物体と顔の認知の両者に及ぶ症例では，両側の側頭・後頭皮質の損傷が認められる．物体の認知のみが障害されるケースにおいても両側側頭・後頭葉病変を認めることが多いが，左一側の側頭・後頭葉の病巣でも物体認知がおかされることがある．病巣の広がりだけをみれば，連合型視覚性失認の責任病巣と統覚型視覚性失認の責任病巣は重なりあっている．しかし背景病態には明確な違いがあり，連合型視覚性失認が脳血管障害を含む様々な病態で観察されるのに対して，統覚型視覚性失認は低酸素脳症を背景病態とすることが多い．病変の広がりのみならず，組織の損傷の種類（完全損傷か不完全損傷か，白質を含む損傷か灰白質の限局した損傷か，大脳新皮質の第何層が強く障害されるか，など）が視覚性失認の表現型の相違に寄与していると考えられる．

C. 統合型視覚失認

　統覚型視覚性失認が表象化の初期段階のみが保たれ中間段階以降が障害されて生じる症候，連合型視覚性失認が表象化の後半のみが障害されたときに生じる症候であることを上で述べた．つまり，古典的な視覚性失認の分類は，表象化に関わる一連の視覚情報処理過程の初期と後半の両極に焦点を当てた分類とみなすことができる．当然のことながら，統覚型視覚性失認と連合型視覚性失認の中間の性質を有する視覚性失認が存在し，それを統合型視覚性失認（integrative visual agnosia）とよぶ[5]．統合型視覚性失認の患者は，統覚型視覚性失認の患者とは異なり，対象の形はおおよそに把握できる．しかし，対象の全体像の把握はできない．部分の認知が全体へと統合されないようにみえるため「統合型」と名づけられている．「それって連合型視覚性失認と同じでしょ？」と感じる読者もいることだろう．連合型視覚性視認と異なり，統合型視覚性失認では模写やマッチング課題の成績が「良好とはいえない」のである．統合型視覚失認と連合型視覚性失認の間の境界線はきわめてあいまいで恣意的であり，両者は連続的なものであるのは明らかである．事実，統合型視覚失認と連合型視覚性失認の責任病巣は同じである（両側もしくは左一側の側頭・後頭葉）．厳密に

いえば視知覚が完全に正常な視覚性失認は存在せず，連合型視覚性失認は現実には存在しないものであるという考え方もある．筆者らの経験では，現実の診療場面で経験する視覚性失認の大部分が古典的分類における統合型視覚失認に該当する．

D. カテゴリー特異的視覚性失認 ……………………………………………

　上述したとおり（2. 視覚情報処理の神経生理学），腹側側頭皮質にはある特定のカテゴリーの視覚刺激に強い応答性を示す細胞の集まる領域が存在する[4]．顔に特異性を有する紡錘状皮質，場所や風景に特異性を有する海馬傍皮質が代表的なカテゴリー選択的視覚皮質である．カテゴリー特異性を有する脳部位の存在に対応して，顔の視覚対象認知だけができなくなる視覚性失認（相貌失認 prosopagnosia），場所や風景の視覚対象認知だけができなくなる視覚性失認（街並み失認 environmental agnosia/landmark agnosia）などの症候が存在する．本章では詳述しないが，純粋失読（pure alexia）を文字カテゴリーに特異的な視覚性失認とみなす考え方もある[1]．

　相貌失認の患者は，顔をみて人物の同定することができない．芸能人や政治家などの有名人のみならず，家族や親しい友人すら同定できないこともある．もちろん，発症後に初めて会った人物の顔を覚えることもできない．相貌失認の患者は顔以外の対象についての視知覚や視覚様式以外の知覚が良好なので，人物を同定する際には髪型，体型，服装，声などを手がかりとした代償手段を用いることができる．興味深いことに，「太い眉」，「分厚い唇」などの顔のパーツの特徴を手がかりに用いて，人物の同定に成功することもある．相貌失認では，顔の部分の認識に大きな問題はなく，顔を顔全体として認識すること（ゲシュタルト）に主たる障害があるものと考えられる．街並み失認では自宅や職場の近所などの見慣れた風景が認識できなくなる．不思議なことに，絵葉書に載っているような「国会議事堂」，「金閣寺」などの有名建造物の写真の認識が保たれる場合もある．

　相貌失認の患者が，対象を見て「顔であるのか，物体であるのか」区別できないことはない．また異なる複数の顔を同時に提示されれば，それらが「異なる顔」であることは認識できる．表情の認知（泣いているか，笑っているか，怒っているか）の判断も保たれる．相貌失認は顔の同定の障害であり，顔の検出，顔と物体の弁別，異なる顔の弁別の障害ではない（も

ちろん，より初期の視覚処理過程の障害の合併によってこれらの能力が障害される症例は多く存在する）．

　相貌失認の責任病巣は後頭葉から側頭葉内側面で，特に右半球の損傷が重要である．これは，物体の視覚対象認知の障害（連合型視覚性失認）が左半球損傷と関連することと対照をなしている．紡錘状回の損傷が重要視されることが多いが，重度の相貌失認が長期に持続する症例では舌状回や外側後頭領域も例外なく損傷されている．紡錘状回のみならず，後頭葉外側部にも顔への選択的応答性を有する領域（occipital face area）が存在することが知られている．また粗大な病変を有さず，先天的に顔の視覚認知が障害されるケースがあり先天性相貌失認とよばれる．先天性相貌失認の有症率は高く全人口の 2.5％とする報告もある．先天性相貌失認は家族内発症が多いことが知られており，遺伝的素因の関与が想定されている．

　街並み失認の責任病巣は相貌失認の責任病巣よりも内側に位置し，海馬傍回から舌状回にかけての領域である．相貌失認と同様に右半球病変に伴って生じることが多いが，左半球一側病変で生じることもある．

4. 視覚対象認知の評価

A. 主訴，病歴の聴取

　視覚性失認の患者が「見えているけどそれが何であるかがわからない」などという視覚性失認の定義そのもののような洞察を有することはまずない．視覚情報処理に広範で強い障害を有するケース（統覚型視覚性失認）では「見えない」という訴えが，視覚情報処理の後半部に主たる障害ある場合（統合型視覚性失認および連合型視覚性失認）は「見えにくい」「ぼんやりと見える」というあいまいな訴えが聞かれることが多い．症状が軽度の場合は明確な自覚を有していない場合もある．相貌失認は日常生活における対人コミュニケーションの支障となるため，「誰だかわからない」という明確な訴えが聞かれることが多い．街並み失認は道に迷うことで発覚することが多い．

B. 診察

　視覚について評価する際には，課題遂行に影響を与える可能性のある眼疾患や先天性色覚障害の有無についての聴取，視野欠損や視力低下の有無

のチェックを事前に行っておく．

　対象認知を調べるための最も簡便な検査は実物品や線画の視覚性呼称である．症状が軽度の場合は，実物品の呼称は可能で，線画の呼称のみに異常を認めることがある．当然のことだが，言語機能の低下があれば視覚に異常がなくても視覚性呼称能力は低下する．提示された物品や線画の使用法を口頭で説明させたり，動作で示したりさせるなどの方法を用いて，言語の障害と視覚障害のどちらで呼称障害が生じているかを確認する必要がある．言語の障害による呼称障害では意味的，音韻的に類似した語への誤り（錯語）が多い一方で，視覚障害に起因する呼称の障害は形態的に類似した物への誤りが多いことも鑑別のヒントになる．また，提示された物品や線画を様々な角度から眺めたり，頭部を振ったり指を動かして輪郭を捉えようとするなどの行動が認められる場合は，患者は何らかの視覚の障害を有している可能性が高い．

　線画，図形，実物品のマッチングは，言語を介さずに視覚対象認知能力を調べることのできる方法である．見本となる線画（もしくは図形や実物品）を提示し，複数の選択肢からそれと同じものを選択することができるかどうかを観察する．選択肢の数が多いほど，正答以外の選択肢の視覚的特徴が正答の選択肢と類似していれば類似しているほど，難易度は上がる．なぜならば，視覚対象認知能力に少々の異常があっても，部分的な形態特徴，色や肌理（きめ）に着目し，消去法を用いることによってマッチング課題で正答することが可能だからである．明らかに視覚的特徴の異なる選択肢を2つ3つ用意しただけであれば，視覚性失認の患者でも容易に正答を得る可能性があることに留意しておく必要がある．

　線画の模写や描画も視覚対象認知を調べる際によく用いられる方法である．しかしこの方法は，視覚性失認のスクリーニングとしてはよいものではない．模写・描画能力は視覚対象認知能力とは異なる能力である．上述した通り（3-B. 連合型視覚性失認），十分な時間さえかければ視覚対象認知の障害がある患者が上手な絵を描く可能性はある．また，視覚対象認知に障害がなくても，構成障害や視空間認知障害を有する場合には模写・描画は困難になる．

　顔・相貌の認知を評価する際には，有名人の写真や家族の写真を提示する方法が用いられる．患者が言語の障害を有していたり，高齢であったりする場合には，人名の想起が障害されていることが多い．正しく人名呼称

ができない場合にも，どのような職業の人物か，患者自身とどのような関係のある人物かなどを尋ねる必要がある．相貌失認の患者は，髪型，服装，局所的な特徴から人物を正しく同定できることがある．どのような方略を用いて課題を遂行したかや患者の内観について尋ねておくことも大切である．

　場所や風景の認知能力を調べるのは手間がかかる．患者の自宅周囲の風景の写真を提示したり，患者に馴染みのある場所に一緒に行ったりして，風景を正しく認識できるかどうかを調べなくてはならない．より簡便な方法として，グーグルのストリートビューを利用するという手もある．

C. 検査

　視覚対象認知の障害の存在が確認された後にしなくてはならないのは，視覚情報処理のどの段階が障害されているのかを明らかにすることである．視覚情報処理は，様々な処理過程が階層/系列的あるいは並列的に複雑に絡みあっているので，それぞれの過程を個別に評価することはできない．つまり V1，V2，V4，腹側側頭皮質において行われている処理を，切り分けて評価することはできないのである．そのことを踏まえた上で，以下に視覚対象認知に関する検査について紹介する．

　視覚処理の 3 段階のうち符号化から表象化の中間段階までのどこに（解剖学的にいえば網膜から V2 までのどのレベルに）障害があるのかを検査を用いて明確に区別することは難しい．しかしコントラスト感度（contrast sensitivity）検査や色覚（color perception）検査を用いることで，これらの早期の視覚処理が正常に機能しているか否かについてのおおよその評価をすることができる．コントラスト感度は対象を背景から区別する能力のことで，網膜，V1，V2 の機能に依存している **図1**．コントラスト感度の検査は，異なるコントラストの文字が描かれたカードを用いる簡便なものから，様々な空間周波数の縞模様を用いた定量性のあるものまで様々なものがある **図3**．コントラスト感度は，一般に眼科に依頼して検査するが，コンピューターを用いた呈示でおおよその評価ができることが示されている（Dorr, et al. 2013）**>付録 DATA** 08-01b．有料であるが，iPadアプリがアップルストアからダウンロード可能である．

ClinicCSF

https: //apps.apple.com/us/app/cliniccsf/id579919783?ign-mpt=uo%3D4

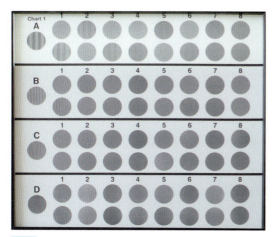
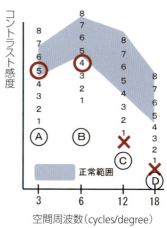

図3 コントラスト感度の検査
左は検査機器（CSV-1000），右は両側後頭葉の多発性脳梗塞患者での検査結果．
縞の細かさ（空間周波数）が異なる縞模様の縞の濃さを徐々にうすくしていき，どの薄さまでがわかるか（どの程度のコントラスト感度か）を評価する．上下に配置された丸い視標のどちらに縞模様が見えるかを答えさせ，右図の評価用紙に記録していく．
右図の例では，6 cycles/degree からコントラスト感度が低下しており，12 cycles/degree 以上では指標に縞模様があることを確認できなかった．この患者では手のしわなど細かな対象の認知に障害が認められた．

　色覚はコントラスト感度よりも広い解剖学的基盤をもっており，網膜，V1，V2，V4 の機能に依存している．色鉛筆の色名を答えさせたり，色名を提示して色鉛筆を選択させたりするのが最も簡単な方法であるが，City University Color Vision Test や Farnsworth-Munsell 100 Hue などの標準化された検査もある．

　線画の呼称，線画や図形マッチングなどの視覚対象認知を評価する項目を含む検査バッテリーとして標準高次視知覚検査（Visual Perception Test for Agnosia: VPTA），Birmingham Object Recognition Battery（BORB），Visual Object and Space Perception Battery（VOSP）などがある．VPTA には有名人の相貌認知課題が含まれるが，若い人たちにとっては一般的でない人物の写真が多く含まれている点が難点である．相貌認知の評価には標準高次視知覚検査 熟知相貌検査第2版（Visual Perception Test for Agnosia Famous Face Test version 2: VPTA-FFTver.2）を用いたほうがよいだろう．VPTA には単純な図形，線画，実物品の認知の検査，色の認知の検査，空間認知の検査などが網羅的に含

まれているため，視覚の障害が疑われる患者に対してまず始めに行っておくと全体像が把握できて便利である．検査ではないが，先天性相貌失認の評価のために作成された質問紙 The 20-item Prosopagnosia Index も相貌認知能力のスクリーニングとして有用である 表1.

表1 The 20-item Prosopagnosia Index（PI 20） ▶付録 DATA 08-01c

1. 他の人と比べて顔を認識する能力が悪い．
2. 顔を覚えることが難しい．
3. 特徴的な顔の人は認識しやすいと感じる．
4. 以前に会ったことのある人を知らない人だと思ってしまうことがよくある．
5. 学生の頃，クラスメートを認識して見分けることに苦労した．
6. 人が髪型を変えたり帽子をかぶったりすると，その人を認識することが難しくなる．
7. 新しく会う人に，顔に関することが苦手であると断っておくことがある．
8. 人の顔を容易に心のなかで思い描くことができる．
9. 他の人と比べて，ひとの顔を見て名前を言うのが得意だ．
10. 声を聴かないとその人が誰であるかわかりにくい．
11. 顔を認識することについての不安から，社交的な場を避けてしまう．
12. 顔を覚えるために，他人より多くの努力を必要とする．
13. 写真の中の自分を見つけることに自信がある．
14. 登場人物の認識が困難なために，映画を理解するのが難しい．
15. 友人や家族は，私が人の顔を認識することや覚えることが苦手であると思っている．
16. 誰であるか認識できないために，人を怒らせてしまったと思うことがよくある．
17. 同じような服装（スーツ，ユニフォーム，水着など）をした人がたくさんいる状況で，人を容易に識別できる．
18. たくさんの家族や親族が集まる場で，人を間違って認識してしまうことがある．
19. ある有名人の昔の写真を見たとき，それが現在の容姿と大きく異なっていても容易に誰であるかが認識できる．
20. 親しい人であっても，普段と異なる状況で会った場合（職場の同僚に買い物で出会った場合など）には認識することが難しい．

〈採点方法〉
問1〜7，10〜12，14〜16，18，20
　1．あてはまらない，2．あまりあてはまらない，3．どちらともいえない，
　4．すこしあてはまる，5．とてもよくあてはまる
問8〜9，13，17，19，
　1．とてもよくあてはまる，2．すこしあてはまる，3．どちらともいえない，
　4．あまりあてはまらない，5．あてはまらない

〈評価〉
65〜74点…軽度，75〜84…中等度，85〜100…重度の先天性相貌失認

Shah P, Gaule A, Sowden S, et al. The 20-item prosopagnosia index（PI20）: a self-report instrument for identifying developmental prosopagnosia. R Soc Open Sci. 2015: 2: 140343.
日本語訳: 細川大瑛（東北大学高次機能障害学）および西尾慶之.

5. 症候の実際

症例1 視覚性物体失認（多様式性失認）
72歳男性右利き　教育歴12年　無職，もと会社役員

【病歴】
　X年4月末から「目が見えづらい」という自覚があった．別居の長男が5月上旬に患者宅を訪れた際に，会話が噛み合わないことに気がついた．5月6日に前医を受診し亜急性期の脳梗塞と診断された．リハビリ目的で筆者らの勤務する病院に6月6日に入院した．

【診察所見】
　運動，および体性感覚に異常なし．右同名性半盲を認めた．入院後約1週間，病室の番号と主治医の名前を覚えることができなかったことから記銘力低下が示唆された．「あたりが曇ってみえる」と訴えるものの，病棟内の移動，日常生活物品の使用などには支障がなかった．しかし，患者の使用しているものと形態の異なる櫛を櫛であると認識できず，使用するように促すとブラシで洋服を掃除するような仕草をした．Mini-Mental State Examinationは19点．内訳は，時間の見当識で2点，Serial 7'sで4点，3単語想起で2点，物品呼称で2点，読みで1点，描画で1点の失点だった．

【検査所見】
　矯正視力は右0.4，左0.6．ゴールドマン視野検査で右同名性半盲が認められた．コントラスト感度検査では異常が認められなかった．
　線画の視覚呼称，単語-線画マッチング能力の評価として失語症語彙検査（The Test of Lexical Processing in Aphasia: TLPA）に含まれる意味カテゴリー別名詞検査の高頻度語の呼称および聴覚的理解を施行したところ，それぞれ23/100点，62/100点と顕著な成績低下が認められた．
　日常生活で用いる物品20物品の（フォーク，虫眼鏡，櫛，しゃもじ，ろうそくなど）を用いて視覚マッチング（20物品の中から同じものを選ぶ），視覚呼称，単語-線画マッチングを行った．視覚マッチン

グは20/20点だった．視覚呼称は10/20点で，見ながら触る（視覚＋触覚）で同じ検査を施行した場合は12/20点だった．このことから，患者の対象認知の障害は視覚様式に限定されておらず，触覚にも及んでいると考えられた（多様式性失認）．単語-線画マッチングは12/20点であった．

　図形や線画の模写がおおむね可能であったが，立方体の模写に1分半を要した．口頭命令に従って見本なしで行う描画（drawing from memory）に際しては，「（キリンやカンガルーが）外国にいる動物だということはわかるが，どんな形をしていたか思い出せない」と述べた．トラの描画に関しては動物らしきものを描いたが，トラの特徴を捉え損ねた拙劣なものだった 図4A ．

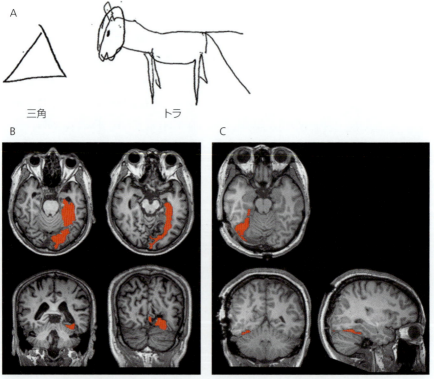

図4 （A）統合型視覚性失認患者の描画，（B）統合型視覚性失認患者の脳MRI画像，（C）相貌失認患者の脳MRI画像
MRI水平断，冠状断像の左が右側に対応している．病巣を赤色で示した．

VPTAの有名人の命名検査（相貌認知の検査）は満点で，色の呼称および指示検査は著明に低下していた．相貌失認はないが，大脳性色覚障害が合併していると考えられた．

【MRI所見】図4B

左後頭極から内側側頭葉に広がる梗塞巣を認める．病巣にはV1，舌状回，紡錘状回，海馬傍回，海馬が含まれる．同様の広がりをもつ左一側病変を認めた多様式性失認（視覚＋触覚失認）が過去に複数報告されている．

症例2　相貌失認

36歳女性右利き　教育歴16年　主婦

【病歴】

X年2月25日，皮質形成異常による難治性てんかんの治療として右後頭葉底部の病変切除術を受けた．術直後から「主治医や担当の看護師の顔がわからない」と訴えるようになった．この症状の原因検索と治療を希望し，同年3月1日に筆者の外来を受診した（この患者の相貌認知障害は，約3カ月で完全に消失した）．

【診察】

患者に視覚体験に関する内観を尋ねると，顔をみるときだけ「うすい膜がかかったような見え方，お酒を飲んだ時のような見え方」になるという．顔をみて誰であるかわかる場合もあるが，そのような時は髪型，口元などの特徴を手がかりにしているとのことだった．顔以外の対象をみることに大きな問題はなく，視力低下の自覚もないが，携帯電話や細かい本の文字を読むと目が疲れるという自覚があった．MMSE 30点．日常生活物品の呼称，図形模写にも問題が認められなかった．

2回目の診察時，筆者のことを正しく認識することができた．患者の内観は「顔は全く覚えていないが，声や体型から判断した」というものであった．

【検査】

ウェクスラー成人知能検査第3版（Wechsler Adult Intelligence

Scale 3rd edition) の言語性 IQ は 125, 動作 IQ は 103 だった. ウェクスラー記憶検査改訂版 (Wechsler Memory Scale-Revised) は, 言語性記憶指標 118, 視覚性記憶指標 111, 遅延再生指標 112 であった.

VPTA の有名人の呼称・指示課題では半数で誤答が認められた. その他の下位検査に異常は認められなかった. 筆者らがオリジナルで作成した 12 名の有名人のカラー写真からなる相貌認知検査においては, 4 名の写真の人物同定に失敗した. 人物同定に失敗した有名人の名前を患者に提示すると, それらの人物の職業や特徴について問題なく説明することができた.

【画像】 図 4C

外科切除部位は右紡錘状回が中心で, 舌状回や海馬傍回の一部にも及んでいる.

【文献】

1) Farah MJ (河内十郎, 福沢一吉, 訳). 視覚性失認. 東京: 新興医学出版社; 1996.
2) Gilbert CD. The constructive nature of visual processing. In: Kandel ER, Schwartz JH, Jessell TM, et al, editors. Principles of neural science, 5th ed. The McGraw-Hill Companies, 2013: 556-76.
3) Wandell BA. Foundations of vision. ウェブ版 https://foundationsofvision.stanford.edu/.
4) Grill-Spector K, Weiner KS. The functional architecture of the ventral temporal cortex and its role in categorization. Nat Rev Neurosci. 2014; 15: 536-48.
5) 平山和美. 高次脳機能の理解と診察. 東京: 中外医学社; 2018.

〈成田 渉, 西尾慶之〉

Chapter 9
半側空間無視

Key Words
半側空間無視，半側空間無視の症状分類，
ベッドサイドでの評価，机上検査，
ADL 評価

半側空間無視の評価法

ベッドサイドでの評価
- 姿勢観察・動作観察
- 紐二等分試験
  ▶付録 DATA 09-01a-01d

机上での定量的検査
- BIT 行動性無視検査日本版

ADL 場面での行動場面の評価
- Catherine Bergego scale 日本語版
  ▶付録 DATA 09-01e

1. はじめに

　左半側空間無視症状は，右半球損傷患者に多く認められる症状であり，臨床場面で出会う機会の多いものである．ここでは，本症状の特徴のほか，検査方法および観察方法を紹介する．

2. 症状の概念，分類，症状を起こす疾患，病巣対応

A. 症状の概念

半側空間無視とは，一側の大脳半球の損傷により，病巣と反対側の空間に注意を自ら向けることが困難となる現象である[1]．この現象は，運動機能障害，感覚機能障害に起因するものではなく，知的機能の低下でも，意識障害にもよらないものである．

多くの場合，右手利きの人の言語優位半球は，左大脳半球であり，右大脳半球は，空間処理に優位に作用する．そのため，右半球損傷後に認められる半側空間無視は，左半球損傷後のそれよりも重度で，改善が得られにくい 図1．

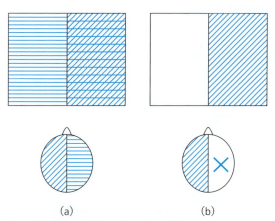

図1 左右の大脳半球が担う方向性注意機能
左右の大脳半球が担う空間性注意機能と注意配分領域を模式的に示した図．
(a) 健常者: 左大脳半球が右空間に対して注意を向け，右大脳半球が左空間のみならず，右空間に対しても注意を向ける．非対称な注意の配分ではあるが，これで均衡が保たれている．
(b) 右半球損傷患者: 右大脳半球が担う空間性注意機能が全廃した状態．損傷を免れた左半球の持つ空間性注意機能のみが作用するために右方向にしか注意を向けることができない．つまり，左半側空間無視症状を呈することとなる．

B. 症状の分類

左半側空間無視症状の特徴は，いくつかの側面で整理することができる．

1）枠組みに基づいた症状分類

何の左側を見落とすのかという枠組みで半側空間無視症状を整理すると，患者を中心とした外界の枠組みの中での左側での見落とし（body-centered left neglect, egocentric left neglect）と注意を向けた対象の左部分の見落とし（stimulus-centered left neglect, allocentric left neglect）に分けることができる 図2．食事場面で，患者の左側に置かれた器に気づかないことは，前者の特徴を反映し，各器の左側にある食べ物に気づかないことは，後者の特徴を反映する．

2）対象者からの距離による症状分類

上述の患者を中心とした空間の枠組みでも，手の届く範囲（near space）と手の届かない遠方（far space）で症状の出現に違いが認められる場合がある 図3．前者の空間で生じる症状は，peripersonal left neglect，後者の空間で生じるそれは，extrapersonal left neglect と表現される．

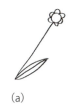
(a)

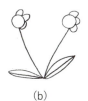
(b)

図2 枠組みに基づいた症状分類
double daisy の模写課題の結果．
(a) body-centered left neglect: 見本の左側が描かれないままとなっている．
(b) stimulus-centered left neglect: 左右の花の左側にある花びらの書き落としを認める．

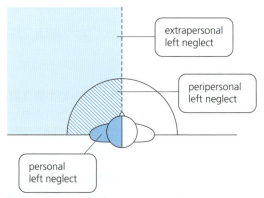

図3 対象者からの距離による症状分類
患者の手の届く範囲を境にして，左半側空間無視症状は2つに区別される．ちなみに，患者自身の身体の左半側無視症状は，英語圏で personal neglect と表現される．

　線分二等分課題であれば，机上の用紙に印刷された線分を用いる条件と，患者の手が届かない位置にあるスクリーンに提示された線分を用いる条件で検査が実施可能である．その際，両条件において提示する線分の長さを視角で統制することで得られる結果の比較検討が可能となる．

3）情報処理の段階に基づいた症状分類

　左半側空間無視は，結果として左空間の見落としと判断されるものの，外界を知覚した段階で左空間へ注意が向けられない場合（知覚優位型）と，運動の出力段階で左側に手を向けられない場合（運動優位型）の2つの要因が存在する

　これは，例えば手元を直接見ずに，ビデオのモニターに映った映像をもとに線分二等分課題を行う方法で検討できる．左半側空間無視患者には，映像を左右反転させた条件と，映像が左右反転していない条件の2条件で，課題に取り組んでもらう．典型的な結果としては，ある患者は，映像の提示条件に関わりなく，画面上の線分の右側に印を付ける．一方，別の患者は，検査用紙上で左方向へ手を伸ばすことができないために，映像が左右反転した条件では，患者の付けた印が，画面上，左へずれる結果となる 図4．

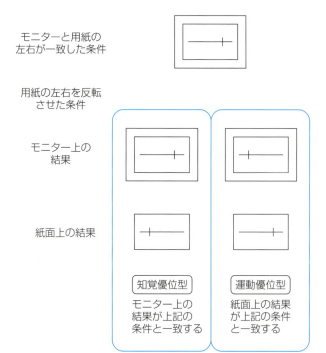

図4 情報処理の段階に基づいた症状分類

4) 心的表象水準における左半側空間無視

患者の目の前に広がる空間ではなく，視覚イメージに対する左側の見落としも起こりうる．これは，患者に，既知の視覚情報を頭の中で描きながら，その中に含まれる特定の情報を報告してもらう方法で評価ができる 図5 ．

C. 症状を起こす疾患

左半側空間無視は，脳梗塞，脳出血，くも膜下出血などの脳血管障害や脳腫瘍のほか，損傷部位によっては，外傷性脳損傷後にも起こりうる．また，Alzheimer 型認知症患者の中で，相対的に右大脳半球の機能低下を認めるものが，左半側空間無視症状を呈する場合もある．

D. 病巣対応

古くからの病巣の重ね合わせ研究から，左半側空間無視症状の責任病巣

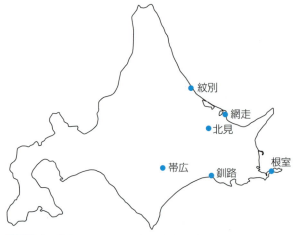

図5 心的表象水準における左半側空間無視
北海道の都市名をよく知っている左半側空間無視患者に対して，北海道本島の地図を頭の中で思い浮かべてもらい，その地図上にある都市名を挙げてもらうと，地図の左側（西側）にある都市名を挙げることができない．

は，右半球の下頭頂葉や側頭頭頂接合部，側頭頭頂後頭接合部と報告されている．このほかにも，前頭葉や，内側後頭側頭領域，前脈絡叢動脈領域の損傷によっても左半側空間無視症状が起こりうる[2]．図6．皮質下の損傷では，主に，被殻や視床の損傷が重要視されている．

損傷以外の要因として，脳梗塞後や術後の脳浮腫のほか，血腫や腫瘍の存在が一時的な症状の出現やその増悪をもたらすことがある．

E. 鑑別症状

半側空間無視症状に伴って出現する症状を以下に述べる．これらの症状は，半側空間無視症状と異なるものであるが，動作場面では，半側空間無視症状と区別することが困難となる場合がある．

1) 同名性半盲

後頭葉や視放線の損傷により，左視野が欠損する現象．半側空間無視は，注意配分の障害であり，同名性半盲は，視覚情報の入力障害である．損傷部位によっては，左上または，左下四分盲となる場合がある．検査としては，対座法を用いる．半側空間無視症状が重度であれば，ある一点を固視

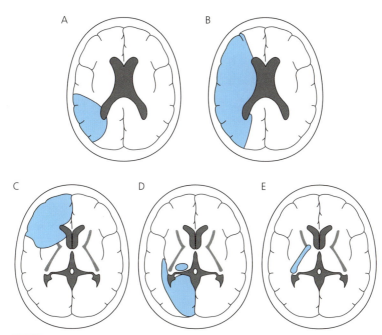

図6 半側空間無視症状の責任病巣
向かって左が右大脳半球．A: 側頭-頭頂接合部または，下頭頂小葉病巣，B: 中大脳動脈領域脳梗塞，C: 前頭葉病巣，D: 後大脳動脈領域梗塞で視床後部の穿通枝領域の梗塞を伴う病巣，E: 前脈絡叢動脈領域梗塞
(石合純夫．無視症候群・外界と身体の処理に関わる空間性障害．高次脳機能障害学 第2版．医歯薬出版; 2012. p.151-92 より)

し続けることができずに検査が難しい場合がある．ただし，このような場合，左側が見えないことを訴えることは少ない．一方，半盲だけであれば見えないと訴えることが多い．

2) 片麻痺に対する病態失認

　左上下肢に麻痺を呈しているにも関わらず，それを認めることができない現象．両手を上げることを指示すると，左上肢に動きを認めない，または，わずかな動きのみであっても，その動きができたと患者は答える．拍手をするように指示すると，左手の動きなしに，右手のみで拍手の動作が認められる場合がある．麻痺側の左上下肢に動きを認めなくても，患者は「動いた」と答える（11章「病態失認」を参照）．

3) 身体に対する左半側無視

患者の左半身に生じる無視症状．左半身に対して注意関心を向けることが困難となる現象．急性期であれば，右手で左手首をつかむように指示しても，それに困難を示す．下肢では，右下肢で左下肢に触れる方法で検査ができる．英語圏では，personal neglect と表現する．

4) 半側身体失認

麻痺した左上下肢をみても，それらを自分のものと認めることができない現象．麻痺側の左上下肢を自己身体の一部として認識できないことに起因する．「弟の手」など他者のものであると認識するのを身体パラフレニアとよぶ．患者自らが，このような訴えをすることはなく，検者からの質問によって明らかになる（11 章「病態失認」を参照）．

5) 運動無視

病巣対側の左上下肢が麻痺したように動きの乏しい状態であっても，それらを頑張って動かすように強く促すと，動きに改善を認めるのが本症状の特徴となる．運動麻痺がないか，あっても，軽度であることが前提となる．

3. 症候の実際

> **症例1　60 歳代右利き女性**
>
> 右中大脳動脈領域の脳梗塞の診断で某病院へ入院．神経学的所見として，左片麻痺（Brunnstrom stage　上肢Ⅰ手指Ⅰ下肢Ⅱ）と，左半身の表在感覚，深部感覚の重度鈍麻を認めたが，視野障害や眼球運動制限は認めなかった．発症から 4 日経過時の行動観察より明らかとなった神経心理学的症状を以下に述べる．
>
> 【ベッド上での臥位姿勢の観察】
> 　声をかけずに，姿勢を観察する．患者の顔は右を向いており，ベッドの右側にある柵に手をかけている．そして，ベッドの右側に寄って寝ている．

【左方探索能力の評価】

患者の左側から声を掛けて，話し手を見つけられるか確認する．いくぶん左方向へ顔を向けることがあるものの，途中で止まってしまい，話し手を見つけられない．しかし，声がけには口頭で反応することができる．

【紐二等分課題】

20 cm 程度の紐を患者の正面に提示して，その中心をつまんでもらう．すると，その位置は，紐の中心よりも大きく右へずれていた．

【起き上がり動作】

患者自身で左上下肢の誘導を行うことができず，左下肢はベッドに残り，左上肢は，背面に回ったままとなる 図7．

【食事動作】

配膳されたお盆の左側にある器の存在に気づかないために，その右側にある器にのみ手を付ける 図8．

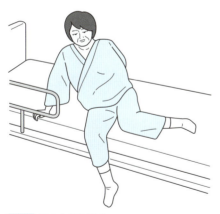

図7 起き上がり動作
左下肢を右下肢で誘導して下ろすことができないために，ベッド上に左下肢が残ったままとなる．そして，左下肢をベッドから下ろそうとする行為が認められないために，端座位を取ることができない．左上肢は，右手による誘導がなされていないために，背側に回ったままとなっている．

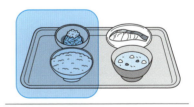

図8 食事場面での器の見落とし
見落としていた範囲を網掛けで示している．図のように4つの器がお盆に乗っている場合，汁物と皿に乗ったおかずのみに手を付ける．主食のご飯の存在に気づかなくても，それを探そうとしない．

【主訴】

「特に困っていることはない」と答え，左上下肢に対する片麻痺や左半側空間無視症状などについての言及を認めない．

【評価のまとめ】

ベッド上での安静時に患者の顔が右を向いていることは，左半側空間無視症状を反映している可能性が高いと考えられる．さらに，①患者の左側から声をかけても，話し手と目を合わせることができなかったこと，②紐二等分課題で患者のつまんだ位置が紐の中点よりも右へずれていたこと，③食事場面で，患者の左側に置かれた器を見落としていたことから，本症例は，左半側空間無視症状を呈していると解釈できる．一方，起き上がり動作時に，左上下肢の誘導を忘れてしまい，その後からも動作の修正がなされなかったことは，身体に対する左半側無視症状を反映する結果である可能性が考えられる．また，主訴の内容から左片麻痺に対する報告がないために，片麻痺に対する病態失認も伴っている可能性が考えられる．

症例2　70歳代右利き男性

リハビリのために他院より転院．右中大脳動脈領域の脳梗塞の診断で，現在，発症より2カ月経過．神経学的には，左不全片麻痺（Brunnstrom stage　上肢Ⅱ手指Ⅱ下肢Ⅳ）と，左半身の表在および深部感覚の重度鈍麻を認めた．また，眼球運動に制限を認めないが，左同名性半盲を認めた．BIT行動性無視検査日本版の通常検査の合計得点は，143/146と合計得点のカットオフ点である131点を上回っていた．ただし，星印抹消試験の得点は51/54と，カットオフ点を下回り，かつ，用紙の左手前にターゲットの見落としを認めた．主訴としては，左手足が動かないことと，服を一人で着ることができないことをあげていた．

本症例に対しては，これまで，作業療法として，起居動作や靴の着脱動作，車椅子とベッド間の移乗動作や上下衣の着脱動作，トイレ動作に対する訓練を実施していた．その中でも，移乗動作と上衣のかぶり服を用いた着衣動作については，訓練の継続の必要があった．

【車椅子からベッドへの移乗動作】

　練習の繰り返しにより，「移乗のための準備」を行うように指示すると，左右のストッパーを掛けることや，左足をフットレストから床に下ろして，左足の位置を確認することができる．しかし，車椅子でベッドまで誘導し，その直後に移乗の指示を出すと，ストッパーを掛けずに，左下肢をフットレストに乗せたまま立ち上がろうとする 図9．

【かぶり服（トレーナー）の着衣動作】

　本症例は，服に付いている襟元のタグや洗濯表示をもとに衣服の左右を確認し，左上肢，右上肢，頭部の順番で着衣動作の練習を繰り返していた．そのため，衣服の左右を間違えることはなくなったが，左手が袖口から出ないうちに，右手と頭部を衣服に通してしまう．頭部を通す際には，衣服の左側の引き上げが不十分であるために，左肩が服に収まらないままとなっている．左半身の衣服の状態を確認できないために，その後の修正がなされないままとなる 図10．

【評価のまとめ】

　BITの成績が比較的良好であっても，ADL場面で左半側空間無視症状を認めることは，しばしば起こりうる．本症例は，作業療法の練習効果によって，移乗動作に必要な動作手順は学習できていると考える．

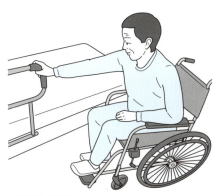

図9 移乗動作
左下肢はフットレストに乗ったままであり，左側のストッパーを掛けていない．

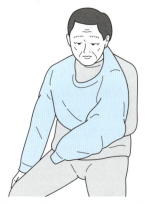

図10 かぶり服（トレーナー）の着衣動作
自力でトレーナーを着てもらうと，左袖から手先が出てこないうちに，右腕，頭部を服に通してしまう．左肩が衣服の中に収まっていないが，この状態からの上衣の修正はなされない．

ただし，動作の遂行となると，車椅子や身体の左側に対して注意不足
となるため，移乗準備のための注意喚起を与える必要がある．一方の
着衣動作では，衣服の左右を判別することや，左上肢を先に袖に通す
ことは学習できている．問題点は，左手を袖口から出すときや，左肩
を衣服の中に収めるときに，それらに注意を向け続けられないことで
あり，結果として，各着衣工程を完遂することが困難となっている．

4. 検査方法

A. ベッドサイドでの評価 ....

　ベッドサイドで左半側空間無視症状を評価するには，上述の症例1で述
べたようにいくつかの側面で評価が可能である．各検査で認められる左半
側空間無視症状を以下に述べる．

1）姿勢観察

　話し声や人の姿がなくても顔を右へ向けている．仰臥位であれば，麻痺
側上肢が背中の下敷きになる．麻痺側下肢が膝屈曲位で股関節内旋位を
とったままとなる．非麻痺側を下にした側臥位であれば，麻痺側上肢が背
面に回ったままとなる

2）左側からの声掛けに対する反応

　症例1のように，いくらか左側へ顔を向けられる場合もあるが，その反
対に，右にばかり顔を向けてしまう場合もある．車椅子座位の患者では，
体幹頸部の回旋を伴って右へ顔を向けるかもしれない．話し手を見つける
ことができなくても，問いかけに対する反応は返ってくることが多い．

3）紐二等分課題

　検査に対して協力が得られる場合には，患者の眼前に 20～30 cm 程度
の紐を水平に提示し，それの中心と思うところをつまんでもらう．つまん
だ位置を境にして，折りたたむことで，主観的中点の側方へのずれを評価
できる．紐の代わりに，聴診器のチューブ部分を用いることも可能である．

患者の正面に紐を提示しても，反応に明らかなずれを認めない場合がある．しかし，紐を患者の左側に提示すると反応が右へずれる場合があるので，必要に応じて，紐の提示位置を変えて検査を実施する．

4）動作観察

患者の身体機能や意識レベルによるが，起居動作を含めた日常生活動作が評価対象となる（下記，ADL 評価の項目を参照）

B. 机上検査 ....

車椅子や椅子での座位姿勢保持が 20 分程度可能で，検査に対する理解や協力が得られる患者に対しては，BIT 行動性無視検査日本版（BIT）の通常検査を実施する．これは，紙と鉛筆を使った検査であり，抹消試験，模写試験，線分二等分試験，模写試験で構成されている[3]．これらは，半側空間無視の評価のために，古くから用いられているものである 図11．BIT には，通常検査のほかにも行動検査があり，患者の協力性や耐久性があれば，こちらも実施する 表1．

BIT の通常検査と行動検査には，それぞれに含まれる検査項目の合計得点で症状の有無を判断できるカットオフ点が設定されている．また，各検査項目に対しても，カットオフ点が設定されており，例えば，ベッドサイドで線分二等分試験と線分抹消試験のみを実施しても，用いた検査の範囲で症状の有無を判定できる．

ただ，「減点」＝「課題の左側での見落とし」とは限らないため，検査用紙の結果から，減点の理由が左半側空間無視であるかを確認する必要がある．抹消課題であれば，刺激の見落とし数が用紙の右側で多くなることがある．線分二等分課題では，患者の付けた印が線分の中心よりも左へズレることも起こりうる．これらは，患者が意図的に左空間へ注意を向けた結果として，起こりうる場合がある．模写課題や描画課題では，構成不良による減点となっていないかを確認する（図11b：立方体模写試験）．1 つの検査結果で左半側空間無視症状の有無の判断ができない場合には，他の検査結果を参照して，対象者が左半側空間無視症状を呈しているかどうかを判断する．

BIT の通常検査と行動検査において 1 項目以上でカットオフを下回り，なおかつ，それが左半側空間無視による場合，ADL 場面でも左半側空間無

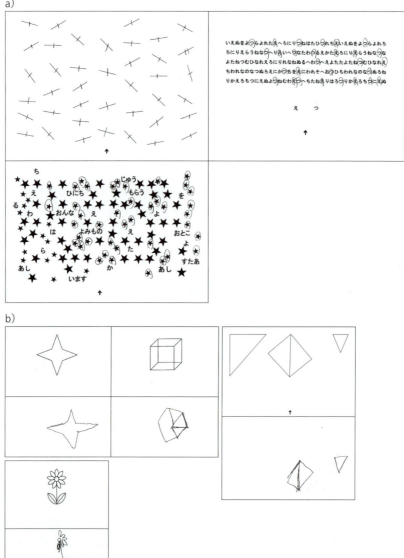

図 11 BIT 行動性無視検査日本版　通常検査
同一患者の検査結果を示す．
a) 抹消試験　左上: 線分抹消試験．右上: 文字抹消試験．左下: 星印抹消試験．文字抹消試験や星印抹消試験では，妨害刺激が含まれるために，用紙の左側に見落としを認める．
b) 模写試験　左上: 星，左下: 花，中央: 立方体，右: 3 つの幾何学図形．花と幾何学図形の模写では，見本の左側の見落としを認める．星に関しては，描き落としなし．立方体は，絵の左側で描写が少ないものの，右側の構成が不良であり，構成障害を認める．

c)

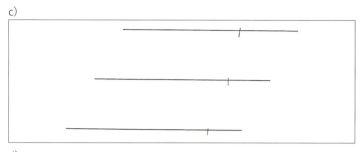

d)

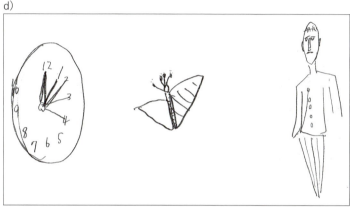

図 11 BIT 行動性無視検査日本版　通常検査（つづき）
c) 線分模写試験では，いずれの線分に対しても患者の付けた主観的中点は，各線分の中点よりも大きく右へずれていた．
d) 描画試験　左: 時計，中央: 蝶，右: 人．時計の描画では，数字の配置にバランスが取れておらず，11 と 12 の間が大きくあいている．また，11 が輪郭に重なっている．描き落としではないものの，この現象も左半側空間無視患者特有の描画結果である．蝶の羽は左右に描かれているが，その左側の模様は描き忘れたままとなっている．人の絵では，左側での書き落としはないものの，左右のバランスを考慮して描かれていない．

視症状の認められる可能性の高いことが明らかとなっている．このことから，合計得点による成績判定のみならず，下位検査項目での成績にも着目すべきと考える．

　検査を実施する際には，不要な音刺激や視覚刺激を排除するために，個室での評価が望ましい．そして，患者の右側に注意を引く張り紙や物品などがないように環境を整える必要がある．

　また，本書で用意した検査用紙を用いることで，BIT を実施する前の簡便な検査が実施可能である．

表 1 BIT 行動性無視検査日本版の行動検査項目

写真課題: A3 大の写真が提示され，被験者は，その中に写っているものを指で指し示し，名前を答える．
電話課題: 提示された 5～7 桁の数字の順番で，電話のプッシュボタンを押す．
メニュー課題: A3 用紙の左右に書かれた料理名を読み上げる．
音読課題: 3 段組となっている横書き文章を読み上げる．
時計課題: デジタル時計やアナログ時計が示す時刻を読み上げる．指定された時刻にアナログ時計の長針と短針を合わせる．
硬貨課題: 机上に並べられた硬貨の中から，指示されたものを指さす．
書写課題: 住所や短い文章を書き写す．
地図課題: 地図上に示された平仮名を指示通りの順番で指し示す．
トランプ課題: 机上に並べられたカードの中から，指示されたものを指さす．

　線分二等分課題の用紙には，15 cm と 20 cm の水平な線分が印刷されている．複数の線分を左半側空間無視患者に提示すると，周囲の線分の存在や，すでに付けた印の位置が，次の線分へ印を付ける際に影響を及ぼす可能性がある．よって，用紙を長細く半分に折ることで，線分を 1 本のみ提示した条件で検査を実施することができる．被験者には，それぞれの線分の中心と思うところに印を付けるように教示を与える．結果の判定のために，紙を半分に折ることで，側方の偏倚を確認することができる．線分の長いほうで，より右方への偏倚量が大きくなることがしばしば観察される **≻付録 DATA** 09-01a．

　抹消課題では，用紙に散りばめられた複数の図形の中から標的刺激である円を斜線で抹消するよう被験者に教示を与える．時間制限を設けずに実施し，被験者が全ての標的に印を付け終えたと判断した時点で検査を終了とする．評定の際には，用紙の左右で抹消された標的の数を比較する．用紙の中には，標的刺激のほか，妨害刺激も存在しているため，線分抹消課題のような標的のみの検査課題よりも左方探索に困難を認めるかもしれない **≻付録 DATA** 09-01b．

　模写課題では，用紙の上部に印刷された花の絵を，その下部に書き写すことが要求される．見本の左部分の描き忘れは，明らかな左半側空間無視症状と判断できる．左側での描き落としが認められなくても，描かれた絵の左右で形が異なることや，構成要素の配置バランスが不良であることも起こりうる．これらの場合には，左半側空間無視というよりは構成障害と判断した方が妥当な結果も含まれる **≻付録 DATA** 09-01c．

C. ADL 評価

　右大脳半球損傷患者であれば，日常生活動作の中に，左半側空間無視症状の認められる可能性が高い．症状の改善に伴って，机上検査での左半側空間無視症状を認めなくても，日常生活場面では，症状の残存することがしばしば認められる．

　日常生活動作を包括的に評価するために，機能的自立度評価法（Functional Independence Measure: FIM）▶付録 DATA 09-01d や Barthel Index を用いることは一般的な方法であると考える．ただし，実生活を考えると，これらの評価項目に含まれない，ベッドへの臥床，端坐位保持，立位保持などの身体動作も評価対象となる．

　評価の際，介助が必要である原因を，左半側空間無視症状によるものか，片麻痺などの身体機能障害によるものか，もしくは両者の要因が関与しているのかを観察を通して明らかにする．そうすることで，左半側空間無視症状が日常生活に及ぼす影響を明らかにできる．また，経時的変化を質的な観点から評価可能となる．日常生活場面で認められる代表的な左半側空間無視症状[4]を 表2 に示す．

　そのほかの評価尺度として，日本語版の Catherine Bergego scale の観察者評価項目[5]を用いると，左半側空間無視症状とそれに関連する症状に焦点をしぼって評価ができる▶付録 DATA 09-01e ．

5.　最近の研究

A. パソコンを用いた検査方法

　左半側空間無視の評価方法として，最近は，パソコンを使用した評価方法が報告されている．この方法を用いることの利点は，例えば抹消課題であれば，刺激の見落としはもちろんのこと，課題終了までの所要時間や課題の遂行順序を記録することができる．そして，これらの測定項目に対する分析結果を瞬時に示すことができる．そのほかにも，動的刺激を提示することが可能であることのほか，検査用紙の印刷準備が不要で，データの管理が容易であることも，利点と考える．

　検査内容としては，机上検査をパソコンの画面上で実施するものや，Virtual Reality を用いて，画面内に作成された作業空間の中で課題に取り組むものも考案されている．また，ソフトウエアの中には，タブレット PC

表2 日常生活場面に認められる代表的な左半側空間無視症状

（太田久晶．In: 鈴木孝治，編．クリニカル作業療法シリーズ　高次脳機能障害領域の作業療法　プログラム立案のポイント．東京: 中央法規出版; 2017．より）

- 何もしていない状況であっても，顔が右を向いている
- 人の声など聴覚刺激があると，例え，それが左側からのものであっても，右へ顔を向ける
- 患者が何か目の前の課題に取り組んでいても，患者の右側に人の姿が見えると手が止まって，それを見てしまう
- 脳血管障害によって片麻痺も伴い，そして，その随意性が低い場合，麻痺側上下肢が不自然な肢位をとることや，上肢が体幹や臀部の下敷きになる．そして，患者自身でこれらの自己修正ができない
- 移乗の前後で，車椅子のストッパーやフットサポートの操作および，麻痺側下肢をフットサポートから上げる，下ろすことを忘れてしまう
- 食事の際，患者の左に置かれた器に気づかず手を付けられない．各容器内の左側にある食べ物に気づかず手を付けられない
- 歯磨き，顔拭き，ひげそり，整髪，化粧の各動作において，顔の左側への対応がないか，不十分となる．歯磨きでは，左側にある歯列を磨き忘れるか，磨けたとしても，左側に対しては，不十分となる
- 衣服の左右を区別できずに腕や足を服に通す．左上下肢を衣服に通さない，または，不十分のままで動作を終えてしまう
- 入浴時，身体を洗う，髪を洗う際に，それぞれの左側を洗うことを忘れる．入浴後，左側の身体や頭髪を拭き忘れる
- トイレ内の設備（ペーパーホルダーやナースコール，水洗レバーやボタン）が左側にあるとそれに気づけない
- 移動手段にかかわらず，左側にある人や物に衝突する．または，どんどん右へ寄って行き，曲がり角で，左に曲がる必要があっても，右にしか曲がれない

上で作動するものも開発されており，ベッドサイドでの評価に用いることができると考える（線分抹消課題: https://itunes.apple.com/jp/app/line-cancellation-test/id1082256585?l=ja&ls=1&mt=8）．

B. 線維連絡に基づいた病巣分析

　左半側空間無視症状の責任病巣を検討する方法として，皮質間の線維連絡に着目した研究が近年行われている．前頭葉と頭頂葉の皮質下には，いくつかの線維連絡があり，その中でも上縦束ⅡとⅢの損傷が持続的な左半側空間無視症状の出現に関与することが明らかとなっている．上縦束Ⅱは，縁上回と下部前頭葉後部をつないでおり，上縦束Ⅲは，角回と下部前頭回後部をつないでいる．これら皮質間のネットワークの障害が，左半側空間無視をもたらすと解釈されている **図12**．こうした研究結果は，病巣

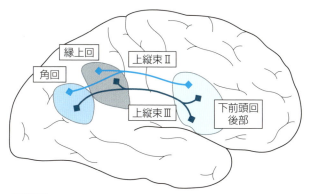

図12 頭頂葉と前頭葉を結ぶ上縦束ⅡとⅢ
前頭葉と頭頂葉の間には,繊維連絡があり,上縦束Ⅱが,縁上回と下部前頭葉後部を,上縦束Ⅲが,角回と下部前頭回後部をつないでいる.

分析の際に,損傷した部位を同定することに加えて,損傷した線維連絡についても分析する必要性があることを示している.

【文献】

1) Heilman KM, Watson RT, Valenstein E. Neglect and related disorders. In: Heilman KM, Valenstein E, editors. Clinical Neuropsychology. 3rd ed. New York: Oxford University Press; 1993. p.279-336.
2) 石合純夫. 無視症候群・外界と身体の処理に関わる空間性障害. 高次脳機能障害学 第2版. 東京: 医歯薬出版; 2012. p.151-92.
3) 石合純夫 (BIT 日本版作製委員会代表). BIT 行動性無視検査日本版. 東京: 新興医学出版; 1999.
4) 太田久晶. 半側空間無視. In: 鈴木孝治, 編. クリニカル作業療法シリーズ 高次脳機能障害領域の作業療法 プログラム立案のポイント. 東京: 中央法規出版; 2017. p.200-15.
5) 長山洋史, 水野勝広, 中村祐子, 他. 日常生活上での半側無視評価法 Catherine Bergego Scale の信頼性, 妥当性の検討. 総合リハ. 2011; 39: 373-80.

〈太田久晶〉

Chapter 10
地誌的失見当

Key Words
地誌的失見当，道順障害，街並み失認，
allocentric disorientation,
egocentric disorientation, Card placing test

地誌的失見当の評価法

> ベッドサイド
> 1. 意識障害，健忘症候群，半側空間無視など地誌的失見当識を説明し得る他の症候がないか確認する
> 2. 問診で自宅近所や職場で迷子になることがあるか，（入院後の病院など）新しい環境で場所を覚えるのに苦労するか，迷子になることがあるか尋ねる
> 3. 建物や街並みの写真を認識できるか評価する
> 4. 病院内で自身を定位できるか，自宅や病院の地図を描けるかを評価する
> ▶付録 DATA 10-01
>
> 検査室
> Card placing test

1. 江戸一目図

　図1は江戸一目図（えどひとめず）といわれているものである（岡山県指定重要文化財）[1]．隅田川の東から富士山の方向を眺めた江戸の眺望と考

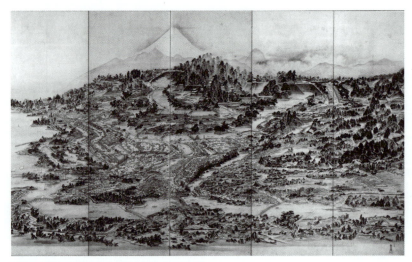

図1 江戸一目図（津山郷土博物館．所蔵）

えられる．描かれたのは1800年代，作者は鍬形蕙斎（くわがたけいさい）であるが，まさに現在の東京スカイツリーから眺めた東京の眺望そのものである．約200年も昔に現在の東京スカイツリーからの眺望を予見していた，と話題になり，東京スカイツリーの展望デッキでは，この江戸一目図の複製が展示され，現在の東京の眺望と比較できるようになっている．描かれた時代が江戸時代ということも影響していると思われるが，江戸城（現在の皇居）と富士山がデフォルメされ，実際よりかなり大きく描かれている．

　この一目図は鳥瞰図に分類され，飛んでいる鳥が風景を見ているかのように描かれている．実際の街並みと地図について，遠近法を巧みに用いて描かれたもので，レオナルド・ダ・ヴィンチもトスカーナの鳥瞰図を描いたとされている．鳥瞰図は絶対的位置情報と景色・外観の情報が見事に組み合わさったものといえる．次に地誌的失見当を概説する．

2. 地誌的失見当

　地誌的失見当とは旧知の場所，新規の場所を問わず，目的地までの道順がわからなくなる病態である．「地理的障害」，「地誌的見当識障害」，「地誌的障害」という用語もほぼ同義である．

表1 地誌的失見当の表（Aguirre GK, et al. Cereb Cortex. 1996; 6: 823-9.[3]）から一部改変）

分類	障害	病巣部位	文献症例
egocentric disorientation	自分からみた対象物の位置関係がわからない	後部頭頂葉皮質	Stark, et al（1996）
heading disorientation	頭のなかに地図が作れない	後部帯状回	Takahashi, et al（1997）
landmark agnosia	街並みがわからなくなる	舌状回	Pallis（1995）

Heading disorientation が道順障害，landmark agnosia が街並み失認に相当する．

　地誌的失見当にはいくつかの分類が提唱されている．Takahashi が 1997 年にこれまでの分類を踏まえて簡潔な分類を提唱した[2]．海外では，ほぼ同時期に Aguirre が簡潔な分類を報告している[3]．Takahashi と Aguirre の分類はわかりやすく，現在も使用されているためここで取り上げる．Aguirre の分類を一部改変して表に示す **表1**．

　道順障害とは自分から見える範囲の視空間認知が保たれているのにその位置関係が把握できなくなる，簡単にいえば脳の中で地図を描いて運用できなくなる病態である．対象物の視覚情報から脳の中で地図を想起できず，自分がどの位置にいて目的地がどちらの方向にあるかがわからなくなり，道に迷ってしまう．代表的な Takahashi ら（1997）の症例[2]を提示する．

> **症例1**　**55 歳右利き男性　タクシー運転手**
> 　客を乗せてタクシーを運転していたところ，突然目的地への方角がわからなくなった．客を降ろして営業所へ戻ろうとしたが道がわからない．周囲の風景や標識は認識できるため，それを目印にしてようやく戻ることができた．翌日，当院を受診して右脳梁膨大後域の脳出血と診断された．視覚対象物と自己との位置関係は把握できており，ある地点で見えるはずの対象物を想起させると，容易に回答できたと記載されている．しかし，ある地点から別の地点へ移動する経路を答えることができず，地図を描くことも困難であった．

　街並み失認は対象物の視覚情報を認識できなくなる病態である．対象と

の位置関係ではなく，例えば自分の家を自分の家と認識できなくなる状態である．責任病巣は右海馬傍回が多いとされており，隣接する舌状回や紡錘状回に病巣が及ぶ場合が多い．人の顔を認識できない相貌失認の責任病巣は紡錘状回とされており，解剖学的に海馬傍回と紡錘状回が隣接しているため，街並み失認と相貌失認の合併は多い．相貌失認では人の顔を認識できず，街並み失認はいわば街の顔がわからなくなる病態といえる．

3. 地誌的失見当にかかわる脳部位

頭頂葉外側面の機能の一つとして視覚情報と体性感覚情報を統合して運動につなげることがあげられる．では頭頂葉内側面の機能は何であろうか．

Brodmann が 1909 年に脳の領域を 52 野に分けた有名な図があるが 図2上，同年にもう一つの図を描いたことはあまり知られていない 図2下．この図では帯状領域と脳梁膨大領域を分けている．楔前部は 図3 に示す通り，帯状溝辺縁枝，頭頂下溝，頭頂後頭溝で囲まれる領域で，頭

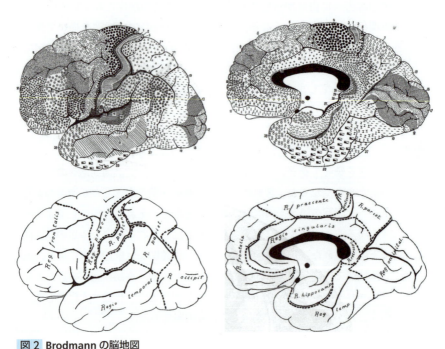

図2 Brodmann の脳地図
上: 1910 年・14 年版脳地図．下: 1909 年版に掲載された 11 の region に分けられた図

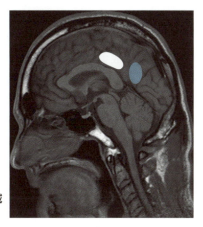

図3 地誌的失見当識に関連する脳領域
（青: 楔前部，白: 後部帯状回）

頭頂葉外側部，後部帯状回，前部帯状回，前頭葉と線維結合がある．
　一方，後部帯状回のうち，脳梁膨大後皮質は前頭前野，海馬，海馬傍回と密接な結合がある．このため楔前部と後部帯状回の機能は，周囲に見える対象の空間的位置情報を頭頂葉外側部から受け取り，それに何らかの処理を加えて，記憶につなげることが推定される．

4. 楔前部と後部帯状回

　楔前部は 図3 に示す通り，帯状溝辺縁枝，頭頂下溝，頭頂後頭溝で囲まれる領域で，頭頂葉外側部，後部帯状回，前部帯状回，前頭葉と線維結合がある．後部帯状回はその名の通り，帯状回の後部を指す．後部帯状回のうち，脳梁膨大後皮質は前頭前野，海馬，海馬傍回と密接な結合がある．このため楔前部と後部帯状回の機能は，周囲に見える対象の空間的位置情報を頭頂葉外側部から受け取り，それに何らかの処理を加えて，記憶につなげることが推定される．

5. 評価方法

　地誌的失見当は意識障害，健忘症候群，いわゆる半側空間無視などの症候とは独立したものであり，まずこのような症候がないか確認する．街並み失認と道順障害のいずれが本態なのかを識別するため，ベッドサイドでは場所の認識の方向感覚を評価する．可能であれば自宅周辺や旧知の街並

み，建物，院内などの写真を用意し，それが同定できるかを評価する．わからなければ街並み失認が疑われる．次に，旧知の場所と新規の場所の地図を作成するよう指示する．方向や配置に誤りがあれば道順障害が疑われる．街並み失認には相貌失認が合併することがあるため，併せて評価するとよい．

　Aguirre の egocentric disorientation 表1 が道順障害と鑑別を要することがある．橋本が両病態を鑑別する方法として card placing test という検査法を提案している．患者を 3×3 の格子の中央に立たせ，周囲の 8 つの格子にアトランダムに○，×，△のカードを配置する．カードの配置を記憶するよう指示し，即時再生が可能か評価する．この試行を 10 回繰り返す．次に，カード配置後に記憶するよう指示したのち，患者の身体を回転させてから即時再生が可能か評価する試行を 10 回繰り返す．後半の試行は mental rotation，頭のなかで地図を作成しそれを回転させることができるか評価するものであり，後半の試行のみが失点が目立てば道順障害が疑われる．

6. 症候の実際

症例 2　62 歳右利き男性　教育歴 9 年

【主訴】家の外に出ると帰ってこられない．

【現病歴】
　X 年 2 月某日，家の外に出ると帰ってこられなくなった．同じところをグルグル回っている感覚はある．また，さっき見た風景だとわかる．病院を受診しようと思ったが，家の外に出ると，自分が今向いている方向・方角がわからず，病院まで辿りつけないため，同僚に連れられて当院を受診した．頭部 CT で右脳梁膨大近傍の出血を認め，入院した．

【既往歴】高血圧症（30 歳代から）

【一般身体所見・神経所見】
　身長 170 cm，体重 60 kg，血圧 185/99mmHg，脈拍 75 bpm．眼球運動に制限を認めない．顔面感覚・運動に左右差なし．嚥下は正

常．左上肢挙上の際，左肩を痛がる．歩行は可能である．腱反射は正常で左右差はなく，Babiński 徴候は両側とも底屈（陰性）であった．視野は同名性左下四分盲を認める．半側空間無視はない．
【神経心理学的所見】
　MMSE 25/30，FAB 15/18 である．相貌失認は認めない．着衣失行もなく，東京タワーや国会議事堂などの写真で評価したランドマークの認識は良好であった．自宅の間取り図を描いてもらったが，描きはするものの，家族が見てもさっぱりわからない図であった．
【画像検査】
　頭部 MRI FLAIR 画像で，楔前部・後部帯状回・脳梁膨大部に出血性病変を認める 図4．
【臨床経過】
　入院後，保存的加療を行い，病院内で地誌的評価を行った．本症例にとっては全て新規の場所にあたり，連日病棟内の同じ場所を散歩し，その日歩いた目印として，特定の場所にお手玉を置いていった．歩いた場所に見覚えはあったが，お手玉を置いた場所を探すのに困難を感じている様子だった．デイルームから自室までの行き方を問うと，混乱していた．自室内，つまり目に見える範囲内では，不自由に感じることはなかった．以上の病歴，所見，経過から楔前部・後部帯状回・脳梁膨大部を責任病巣とする道順障害と診断した．

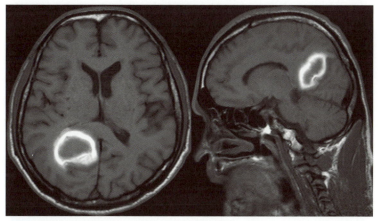

図4　自験例の頭部 MRI FLAIR axial, sagittal

7. まとめと今後の展望

　脳内の地理的情報処理については様々な過程が推定されるが，実際に「街を歩く」時の神経機構は未だ解明されていない．臨床的検討から，楔前部と後部帯状回の機能は，周囲に見える対象の空間的位置（egocentric）情報を頭頂葉外側部から受け取り，それに何らかの処理を加えて，allocentric な情報（絶対的地図情報）に置換し，記憶につなげることが推定されるが，まだまだ不明な点が多い．

　旅行などで初めての場所を訪れて地図をみる際にどのような認知・処理過程を経ているのかを考えながら街を歩いてみると面白いだろう．その方略はおそらく人によって様々だろう．見える範囲の対象物から脳の中に暫定的な地図を作成し，実際の地図と照合しているのかもしれない．また，allocentric な情報（絶対的位置情報）を言語に変換，例えば地図から「郵便局と喫茶店の間の道を通ると大通りに出るはず」と言語的な解釈をしているのかもしれない．allocentric な処理単独ではなく egocentric な認知機能も同時に働いて複合的な認知・処理過程が絡み合って作用しているものと思われる．地図を読む時の認知・処理過程を検討した研究はほとんどされておらず，その神経機構の解明は今後の課題である．

【文献】
1) 江戸一目図．津山郷土博物館．
2) Takahashi N, Kawamura M, Shiota J, et al. Pure topographic disorientation due to right retro-splenial lesion. Neurology. 1997; 49: 464-9.
3) Aguirre GK, Detre JA, Alsop DC, et al. The parahippocampus subserves topographical learning in man. Cereb Cortex. 1996; 6: 823-9.
4) Stark M, Coslett HB, Saffran EM. Impairment of an egocentric map of locations: Implications for perception and action. Cognitive Neuropsychology. 1996; 13: 481-523.
5) 橋本律夫，上地桃子，湯村和子，他．自己中心的地誌的見当識障害と道順障害　新しい視空間認知機能検査 card placing test による評価．臨床神経学．2016; 56: 837-45.

〈菊池雷太，赤池　瞬〉

Chapter 11
病態失認

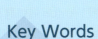

Key Words
疾病無感知（anosodiaphoria），
身体パラフレニア（somatoparaphrenia），
身体失認（asomatognosia, personal neglect），
片麻痺嫌悪（misoplegia），
Anton 症候群，メタ認知

病態失認の評価法

> ベッドサイド
> ・対面質問による評価
> 検査室
> ・Cutting, Feinberg, Bisiach らの質問票を用いて系統的に評価
>
> ▶付録 DATA 11-01a, b

1. はじめに

　脳血管障害で片麻痺があるのにその障害に気づかない，あるいはかなり重い麻痺なのにたいしたことないといって深刻さが感じられないことがある．麻痺に限らず障害が明らかなのにそれを否認する，あるいは過小評価することを病態失認という．しかし，患者がそのような否認を自ら口にすることはほとんどなく，たずねてみて初めて明らかになる．したがって病態失認の存在を検査者が疑わなければ見逃されかねない症状である．

2. 症候の概念

　Babinski が脳卒中後に左片麻痺を否認する症例を報告したことから病態失認の用語は片麻痺に関するものを指すことが多いが、広義には麻痺以外にも盲、半側空間無視、失語、健忘などの幅広い症状に対して使われる用語である．特に盲と聾の症状の否認は Anton 症候群とよばれる．脳卒中後の病態失認は 20～44％ と報告によって異なるが決して珍しい症候ではない．以下，代表的な症候について述べる．

3. 片麻痺に対する病態失認

　Babinski 型病態失認ともよばれ右大脳半球の脳血管障害急性期にみられることが多い．麻痺に気づいていても深刻味に乏しい，重度の麻痺が残ることを悲観していない，無関心といったことで周囲に気づかれ，このような状態は疾病無関知（anosodiaphoria）とよばれる．時に麻痺の存在を否定することさえあり（denial of illness），その場合なぜ入院しているのかと尋ねると「ちょっと風邪を引いた」,「病気の家族に付き添っている」,「病院で働いている」など荒唐無稽な回答が聞かれることが多い．麻痺した上下肢の非所属感（disturbed ownership）から自分の肢を認識できないことがあり，身体失認（asomatognosia, personal neglect）とよばれる．また，麻痺した自分の上肢を「それはおじいさんの手です」とか「誰かがここにおいていった」などと他人の手のようにいうことがあり，身体パラフレニア（somatoparaphrenia）とよばれる．

> **症例 1**　72 歳女性右利き　農家
> 　農作業中に倒れているのを発見され救急搬送された．左同名半盲，左片麻痺があり，MRI により右中大脳動脈領域の梗塞巣がみられた．発症 6 カ月後の時点で左上肢の筋力は MMT 遠位 2，近位 3 レベルで軽度の表在覚鈍麻を認めた．ADL は自力歩行可能であるが左上肢の麻痺が強いために着替え，排泄は半介助の状態である．「何が一番困っていますか？」の問いには「別になにも困らない」と答え，「なんで入院

しているのですか」と問うと「自宅が改装中だから」と答える．「左手は動きますか」と問うと，「これは私の手ではなくてつとむちゃん」と答える．この女性につとむちゃんという家族や友人はいない．「では，あなたの手はどこにあるのですか」というと，「つとむちゃんにのっとられた」という．日時の見当識は悪くMMSEで18/30点，線分二等分試験や描画試験では半側空間無視があり構成障害も認めた．

　上記の症例は左片麻痺の病態の否認に加えて麻痺肢に対して妄信的な信念を抱く身体パラフレニアを合併している．身体パラフレニアでは，①麻痺肢が自分のもののように感じない「非所属感」(disturbed ownership)，②他人の手であると感じる「他人帰属化」，③麻痺肢に人格があるように感じ，名前を付けたりする「擬人化」(personification)，④麻痺肢に嫌悪感を感じ叩いたり罵ったりする「片麻痺嫌悪」(misoplegia) などの徴候を伴うことがあり，上記症例でも①〜③がみられた．稀に麻痺肢以外に腕や足があるように感じる余剰幻肢（supernumerary phantom limb）や，麻痺して動かない肢が動く感じ（kinesthetic hallucination）を訴えることがある．

　片麻痺に対する病態失認は急性期の右半球中大脳動脈領域梗塞や右半球の出血・外傷でみられることが多く，ほとんどの場合経過とともに改善する．左半球病巣でもみられることがあるが，症状が1カ月以上持続するのはほとんどが右半球病巣によるものである．より詳細な責任病巣としては，下頭頂小葉，上側頭回，島など皮質病巣のほか，内包，視床，基底核など皮質下病巣の関連も指摘されている．

4. 盲・聾に対する病態失認（Anton 症候群）

　一部あるいは全視野の視力障害があるのに，本人は見えていないという自覚がないという稀な症候はAnton症候群とよばれる．まるで見えているかのようにふるまい盲であることを否認することが多い．見当識障害や健忘症状を伴うことが多く，Korsakoff 症候群を合併することもある．皮質聾に対する病態失認も報告があるが稀である．

症例2　69歳男性右利き

突然発症の左片麻痺で救急搬送された．来院時，意識清明左同名半盲とMMT4レベルの左片麻痺を認めた．救急外来で診察中に右片麻痺が出現した．頭部MRIでは両側後大脳動脈領域の新規脳梗塞を認めた．ベッドサイドでの観察から視覚障害が疑われた．

（ベッドサイドの時計を指して）「今何時ですか？」「2時半です．」（実際は5時）

「時計が見えますか？」「はい．」

「時計の横に何がありますか？」「テレビがあります．」（テレビはベッドの反対側にある）

「この部屋のドアは開いていますか，閉まっていますか？」「開いています．」（閉まっている．）主治医の指を触るようにという指示で到達することはできなかった．盲は明らかであったが患者はそれを認めず作話的反応がみられた．視覚誘発電位は完全に欠如していた．

原因疾患としては両側後頭葉の脳血管障害が多く，その他にposterior reversible encephalopathy syndrome（PRES），子癇前症，ミトコンドリア脳筋症，副腎白質ジストロフィーなどが知られている．

5. 失語に対する病態失認

片麻痺に対する病態失認は左麻痺症例が圧倒的に多いので病態失認は右半球症状と考えられることも多い．しかしBabinskiが片麻痺に対する病態失認を記載するより以前にWernickeは失語の患者が自らの発語の誤りに気づかないことについて論じており，錯語に気づかないのは聴覚性入力が障害されているためで，自らの発語をモニターできないために修正もできないのだと説明した．言語障害に対する病態失認はWernicke失語の他，超皮質性感覚性失語でもみられ，特にジャルゴン失語において明らかなことが多い．聴覚理解の障害が強いと評価が難しいことがあるが，ふるまいの観察やどうして病院にいるのかといった質問に対する回答から病態失認がはっきりすることがある．ジャルゴン失語の患者はしばしば躁的で，歌ったりふざけたりといった脱抑制がみられることもあり自らの失語

症状に頓着していないように見受けられることが多い．感覚性失語の患者が発語の誤りを修正せず話し続けることの背景には，自らの発語をモニターできないことの他に脱抑制や保続が影響している可能性もある．

6. 認知症における病態失認

　もの忘れを心配して医療機関を受診する例は多いが，もの忘れが病的なものかどうかは別として心配しているということは，もの忘れの自覚があるということである．重度の健忘がある患者が自ら症状を訴えず家族が心配して病院に連れてくることはしばしばある．認知症の進行とともに認知機能低下に対する病態失認が増加するという縦断研究がある．健忘に関する病態失認は認知症の診断によらずみられるが特に前頭側頭型認知症に多く，前頭機能低下により病態を洞察する能力が損なわれている可能性がある．また，認知症における病態失認は記憶障害に限らず，行動異常や情動障害に対するものや自己の認識の欠如にも及ぶことが知られている．

7. 病態失認の病態

　病態失認がどのような機序で起こるかについてはいまだ定説はない．病態失認にも右半球損傷に多い片麻痺に対する病態失認や左半球損傷でみられる失語に対する病態失認など病巣も様々であり，これらの異種の病態失認の間に共通の基盤があるかは疑わしい．以下に片麻痺に対する病態失認に対する説明を中心にこれまでに提唱されているいくつかの仮説を上げる．

A. 全般性認知機能障害説

　病態失認は局在神経症候ではなく精神症状，全般性認知機能障害，せん妄として説明できるのではないかという議論がある，しかし病態失認の有無により認知機能のスクリーニング成績に差がないことが示されている．

B. 感覚入力遮断説

　Babinski は麻痺に対する病態失認の原因として固有感覚の障害をあげた．しかし，感覚障害を伴わない病態失認の例が多く報告されている．感覚障害と認知機能低下が同時にみられる症例が多いことから，固有感覚入

力の欠如と認知機能障害から麻痺に気づかず病態失認が生じるという複合仮説が提唱されており，一部の症例ではこのような複合要因から病態失認が出現している可能性がある．

C. 注意障害説

片麻痺に対する病態失認を自己身体部位の半側に対する注意障害として説明しようとする説である．半側空間無視により半側身体の情報が意識に上らなければその障害も自覚されない可能性がある．実際，片麻痺に対する病態失認と半側空間無視の合併は多く，両者の重症度と臨床経過はおおむね相関する．しかし，両者の二重乖離も指摘されており，注意障害のみでは説明できない病態失認症例が存在する[1]．

D. 運動企図仮説

片麻痺に対する病態失認について，運動企図（フィードフォワード情報）と運動の遂行状態（フィードバック情報）の比較照合の障害によるとする説が提唱されている[2]．運動企図時には皮質運動経路が錐体路を賦活すると同時に，身体表象システムに身体位置の変更に関する情報を送るというフィードフォワードモデルに基づく．運動を企図してフィードフォワード情報が送られても，麻痺があれば末梢からは運動が実現していないという情報がフィードバックされてくる．このミスマッチを照合する機能が障害されると運動が実現していないことを検出できず病態失認が出現することになる．

8. 検査方法

脳卒中後の病態失認は経過とともに回復してくるので，その程度を評価することはリハビリテーションプランに役立つ．また，病態失認に対する気づきを促し改善をはかる訓練も重要と考えられており，それには病態失認の客観化が有効である．病態失認を系統的に評価する様々な質問票やスケールが提案されているが，基本はまず「何か困っていることがありますか？」という問いに対して訴えがあるかである．麻痺があるのに麻痺以外のことを訴えて脱線するようであれば，「手足のどこかに悪いところがありますか？」，「力が入りにくくなったりしびれたりしますか？」，「手足の

表 1 病態失認の質問票，評価法，重症度評価スケール

Cutting の病態失認質問票[3]

一般的質問
1. あなたは何故ここにいるのですか？
2. どこが悪いのですか？
3. 手足にどこか悪いところがありますか？
4. 手足の力が入りにくかったりしびれたりしますか？
5. 手足の調子はどうですか？

もし否認がみられたときは以下を尋ねる．
1. （手をとって）これは何ですか？
2. 手を上げられますか？
3. ここに問題がありませんか？
4. （両手を上げるように指示して）両手の高さが同じではないですよね？

病態失認の類縁症候
疾病無関知: そのことは問題ですか？　どのくらいそれで悩んでいますか？　どうしてそうなったのですか？
非所属感: それが自分のものだと感じますか？　それが誰か他の人のものにように感じたことがありますか？
違和感: 腕に何か変な感じ，違和感がありますか？
misoplegia: その腕が嫌ですか？　嫌いですか？
personification: それに何か名前がありますか？
運動幻覚: 動かしてないのにそれが動く感じがしたことがありますか？
overestimation: もう一方の腕はどうですか？
余剰肢: あなたの本物の腕の横にもう一本変な腕があるような感じがしたことがありますか？

Feinberg らの病態失認評価法[4]

1. どこか悪いところはありますか？
2. 腕が原因で何か困っていませんか？
3. （腕が）正常だと思いますか？
4. （腕を）以前と同じように使えますか？
5. 腕を使えなくなることに不安はありますか？
6. 腕の感覚は正常ですか？
7. 医者は腕に麻痺があると言っていますが，そう思いますか？
8. （左腕を持ち上げて左側に落として）力が弱いようですが，そう思いますか？
9. （左腕を持ち上げて右側に落として）力が弱いようですが，そう思いますか？
10. 右手を使って左手を持ち上げてください．左手が弱いと思いますか？

〈採点方法〉
明確な障害への気づき　　　　　　　0 点
曖昧な気づき　　　　　　　　　　　0.5 点
まったく気づかない，あるいは否定する　1 点

Bisiach らの左片麻痺に対する病態失認の重症度評価スケール[5]

スコア 0: 自発的，あるいは「具合はいかがですか」といった質問に対して障害を報告する．
スコア 1: 患者の左肢の筋力に関する特異的な質問の後初めて障害を報告する．
スコア 2: ルーチンの神経診察を通して障害が明らかにされて初めて障害を認める．
スコア 3: 障害を認めない．

調子はどうですか？」といった質問をして自己の病状に対する認知を評価する．症状を患者が認める場合は障害の客観的な程度と主観的な程度が一致するかを確認する．症状を認めない場合は「手を上げられますか？」，「ここに問題がありませんか？」と質問し両手を上げるように指示して両手の高さが同じではないですよねと指摘し反応を評価する．系統的な質問に基づく質問票や重症度のスケールが提案されている **表1** [3-5)]．

　病態失認を対象として臨床研究を行うためには病態失認の有無や程度に関する客観的な尺度が必要で，その評価には主に2つのアプローチがある[6)]．一つは臨床的アプローチで特定の症状について患者自身の報告と周囲の介護者の報告の乖離から求める **＞付録 DATA** 11-01c, d [7)]．しかし，このような指標はしばしば主観的であり，介護者の報告は必ずしも正しいとは限らない点は問題である．もう一つはメタ認知的アプローチで患者に自分の能力について評価をしてもらい，それを実際の成績と比較する方法である．ある特定の課題を行う前後にどの程度その課題をできそうか，できたかの得点をつけてもらう．この自己推定を実際の課題成績と比較し，その差分が病態失認の客観指標となる．差分が負の場合は認識不足，正の場合は認識が過剰ということになる．

9. 最近の研究

　メタ認知は自らの思考や知識，情動，行動などを客観的に捉え対象化して把握，評価，制御する能力をいう．メタ認知，自己認識，自我意識の関係はどうなっているのか，そもそもメタ認知はどのような神経機構で実現されるのかなどの深遠な問題に対して病態失認の症例はヒントを与えてくれるかもしれない．例えば認知症で記憶障害を自覚するかどうかは，認知機能の低下とともにメタ認知能力が失われることと関連すると考えられる．大勢の患者を集めて病態失認と脳損傷や脳萎縮との関係を調べればメタ認知に関連する脳局在がわかるかもしれない．実際，自己能力の過剰・過小評価の程度をスコア化し脳萎縮部位との対応を調べた研究では，自己の生活の中での能力全般を過剰評価する傾向は外側前頭前野を含む注意ネットワークと前頭眼窩面・側坐核を含む情動ネットワークの萎縮と有意な関連がみられ右半球優位であった **図1** [8)]．この研究は自己の活動全般をモニタリングするシステムが右半球優位に存在することを示唆する．今

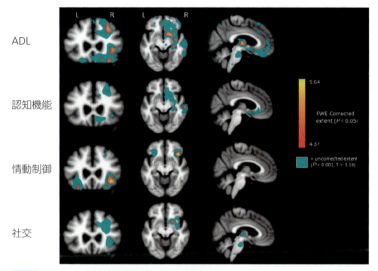

図1 能力の過大評価と関連する脳萎縮領域
自己評価と家族・介護者の評価の乖離度（PCRSサブスケール）を用い，voxel-based lesion symotom mappingを行いTscoreを図示している．
文献8より．PCRSは文献7および ▶付録 DATA 11-01c, d を参照．

後，臨床画像研究の蓄積により病態失認とメタ認知の神経基盤が解明されることが期待される．

【文献】

1) Berti A, Bottini G, Gandola M, et al. Shared cortical anatomy for motor awareness and motor control. Science. 2005. 309: 488-91.
2) Heilman KM. Anosognosia. Possible neuropsychological mechanisms. In: Prigatano GP, Schacter DL editors. Awareness of deficit after brain injury. New York: Oxford University Press, 1991. p.53-62.
3) Cutting J. Study of anosognosia. J Neurol Neurosurg Psychiatry. 1978. 41: 548-55.
4) Feinberg TE, Roane DM, Ali J. Illusory limb movements in anosognosia for hemiplegia. J Neurol Neurosurg Psychiatry. 2000. 68: 511-3.
5) Bisiach E, Vallar G, Perani D, et al. Unawareness of disease following lesions of the right hemisphere: anosognosia for hemiplegia and anosognosia for hemianopia. Neuropsychologia. 1986. 24: 471-82.
6) Sunderaraman P, Cosentino S. Integrating the constructs of anosognosia and metacognition: a review of recent findings in dementia. Curr Neurol Neurosci Rep. 2017. 17: 27.
7) Prigatano GP, et al. Neuropsychological rehabilitation after brain injury. Baltimore: Johns Hopkins University Press, 1986.
8) Shany-Ur T, Lin N, Rosen HJ, et al. Self-awareness in neurodegenerative disease relies on neural structures mediating reward-driven attention. Brain. 2014; 137（Pt 8): 2366-81. 〈小林俊輔〉

Chapter 12
記憶障害

Key Words
エピソード記憶，近時記憶，前向性記憶，
記憶の3段階理論，再生と再認

記憶障害の評価法

ベッドサイド
1. 日常生活に関する簡単な質問
2. MMSE の3単語学習課題
> **付録 DATA** 12-01

検査室
1. 改訂版ウェクスラー記憶検査（WMS-R）
2. リバーミード行動記憶検査（RBMT）
3. ADAS

1. はじめに

　記憶障害は日常臨床で認められることの多い症状だが，その診断は意外と難しい．事前知識なしで臨むと患者の認知障害に関する訴えや診察中の反応のほとんどが記憶障害を反映しているかのように思えてしまう．概念定義や分類からはじまる記事は嫌われてしまうのが常であるが，記憶障害の診断にはその手の知識が必須である．本稿では記憶障害の診断に必要な事前知識や評価で着目すべきポイントを絞って紹介する．

2. 記憶・記憶障害の分類

　記憶にはいくつかの分類法があるが，ここでは（1）保持時間の長さ，（2）記憶内容，（3）記憶内容の時期による分類について述べる．（1）は短期記憶と長期記憶の区分に，（2）と（3）はエピソード記憶の下位区分に関係する．

A. 保持時間の長さによる記憶の分類: 短期記憶と長期記憶　図1

　短期記憶は数秒～数分の間のみ保持され，その後は忘却されてしまうタイプの記憶である．例えば，電話帳で見た電話番号について，電話を掛けるまでの短い間だけ覚えておく際の記憶は短期記憶に相当する．一方，長期記憶は5分以上持続するタイプの記憶である．

　実地診療において「短期記憶の選択的な障害」というものは存在しないといってよい．また短期記憶障害が主訴の中に現れることもほとんどない．通常，短期記憶障害は覚醒度の低下や注意障害，言語障害などに伴う「短期記憶検査の異常」として現れる．また短期記憶障害は特定の神経基盤がなく，さまざまな脳部位の損傷によって生じる．以上のような短期記憶障害に備わる非特異性のため，実地臨床において短期記憶障害が患者のもつ認知障害についての中心的な話題になることはない．そのような事情を踏まえ，本稿では長期記憶（特にエピソード記憶）の解説に重点を置くことにする．

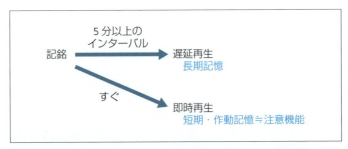

図1　保持時間の「長さ」による記憶の分類: 短期記憶と長期記憶

B. 記憶の内容による長期記憶の下位分類　図2

　学習の過程や内容が意識的であるか否かによって，長期記憶は陳述記憶

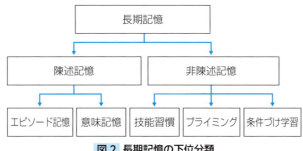

図2 長期記憶の下位分類

（顕在記憶）と非陳述記憶（潜在記憶）に大別される．陳述記憶とは事実や知識などの意識的に検索可能な記憶のことである．非陳述記憶は技能の学習（楽器の演奏）やプライミングなどの無意識的な学習に相当する．

　顕在記憶はさらにエピソード記憶と意味記憶に区分される．エピソード記憶は個人的経験や時間的空間的文脈を伴う事実や出来事に関する記憶である．例えば，昨日はどこで誰と会ったか，朝食は何を食べたかなどの経験についての記憶はエピソード記憶に相当する．実地臨床において「記憶障害」もしくは「健忘」という場合，それはエピソード記憶のことを指すといってよい．エピソード記憶の障害をどのように評価し，解釈するかは記憶障害の臨床の最も重要なポイントであるので，別項を設けて解説することにする（3．エピソード記憶の検査方法）．

　意味記憶は個人的経験や時間的空間的文脈に依存しない社会的・文化的に共有された知識や概念に相当する．例えば，「りんごは形が丸くて，皮が赤くて，甘酸っぱい，バラ科の果実」というような知識は意味記憶に相当する．意味記憶の選択的な障害は主として意味性認知症（前頭側頭型認知症の亜型）において観察される．意味性認知症の初期においては，意味の障害は言語の領域に限局していることが多い（語義失語）．このことから，意味記憶障害は臨床的に「言語の障害」として扱われることが多い．本稿では意味記憶障害については深く言及しない．

　顕在記憶のすべてがエピソード記憶と意味記憶のいずれかに分類できるわけではなく，両者の中間に相当する記憶も存在する．例えば，自分の卒業学校，友人の名前などは「個人的意味記憶」とよばれ，エピソード記憶と意味記憶の中間的な性質をもっている．このようなタイプの記憶が存在するのは，はじめはエピソード記憶として獲得された事象についての記憶

が，忘却や類似の経験を繰り返す中で個人の文脈から独立し知識化（意味記憶化）することを反映していると考えられる．

C. 時期によるエピソード記憶障害の分類 図3

エピソード記憶障害の「時期」による分類には2つの分類法がある．一つは記憶の評価時点を起点とする分類である（近時記憶障害と遠隔記憶障害の区分）．もうひとつは記憶障害の発症時を起点とする分類である（前向性記憶障害と逆向性記憶障害の区分）．

1）評価時点を起点とする分類: 近時記憶障害と遠隔記憶障害

診察・評価の時点からみて「最近」の出来事に関する記憶を近時記憶という．それに対して，「昔」の出来事に関する記憶を遠隔記憶という．「近時」と「遠隔」を隔てる明確な境界が定められているわけではないが，1週間ほど前までの記憶は近時記憶，半年以上前の出来事についての記憶は遠隔と考えればよいだろう．この説明を読み「では3週間前のことや，2カ月前のことはどう扱うのだ？」という疑問が浮かぶのは当然であるが，その時期だけの記憶が低下する病態というのはほとんど存在しないので，この分類上の不備が診療場面の悩みに繋がることはないと思われる．

2）発症時点を起点とする分類: 前向性記憶障害と逆向性記憶障害

発症以降の出来事に関する記憶障害を前向性記憶障害，発症以前の経験

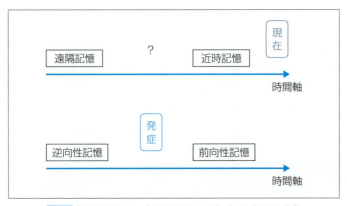

図3 「評価時期」と「発症時点」に基づいた記憶の分類

に関する障害を逆向性記憶障害という．この区分の良い点は，記憶のメカニズムに関する理論に基づいているところである．すなわち前向性は新しい記憶の獲得の障害に対応し，逆向性健忘はすでに獲得され貯蔵された記憶の喪失に対応する．

脳血管障害，頭部外傷，脳炎による記憶障害のように発症日を特定できる場合には，前向性/逆向性記憶障害の区分が有用性をもつ．一方で，Alzheimer病のような緩徐進行性の病態では発症日を特定することができないため，前向性/逆向性記憶障害の区分を適用するのは難しい．例えば，発症数年後の患者が4年前の出来事を忘れていた場合，それは前向性記憶障害である可能性も逆向性記憶障害である可能性もある．このような場合には，前述の近時/遠隔記憶障害の区分を用いた方が便利だろう．また，日常生活において「最近の記憶」のほうが「昔の記憶」よりも必要性が高いのは明らかなので，発症日を特定できるような病態の患者においても近時記憶障害の程度を把握しておくことは大切である．

3.　エピソード記憶の検査方法

A.　記憶を評価する際の注意点

記憶は言語や視覚などの要素的な認知機能よりも上位に位置する認知機能である．下位機能の障害の有無や程度を知らずに記憶の検査だけを行うと「ニセの記憶障害」の所見に騙されてしまうかも知れない．例えば，軽度の言語障害を有する患者は失語症検査では正常範囲の成績を示す一方で，言語性の記憶検査で成績低下を示すことがある．このような場合，記憶検査における成績低下は記憶障害を反映しているのではなく，言語障害を反映していると考えられる．また，注意・覚醒障害を有する患者の場合，日常生活において明らかな生活健忘が観察されないにも関わらず，記憶検査では成績低下を示すことがある．記憶を評価する際は，他の認知機能の状態について十分把握しておく必要がある．

B.　簡易評価

病歴聴取，スクリーニングの質問，簡易検査の順番で評価すると効率的である．記憶障害の程度や特徴について詳しく検討したい場合には精査用の記憶バッテリーを使うとよい．記憶障害が軽度の場合はスクリーニング

の質問や簡易検査で異常が捉えられないことが多いので，病歴聴取のあとにいきなり精査用記憶バッテリーを行ってもよいだろう．

1）病歴聴取

記憶の評価で最初に行う作業は，患者や介護者への問診である．病歴から記憶障害の有無が概ね推定できる．記憶障害が疑われるエピソードとして，「同じことを何度も尋ねる」，「以前に話したことを初めてのように何回も話す」，「物の置き場所を忘れて探す」，「薬を飲み忘れる」，「待ち合わせや予約の時間を忘れる」などがあげられる．

2）スクリーニングの質問

次に，記憶の診察として日常生活に関する簡単な質問を患者に対して行う．朝食の内容，週末の出来事，昨日の天気，最近話題になったニュース，この診察室に来たのは何度目かなどについて尋ねる．最初の2つの質問へ患者の答えが正答か否かを決定するためには同伴者からの情報が必須である．一方，昨日の天気や最近のニュースは1人で来院し情報提供者がない場合にも用いることができるので便利である．

3）簡易検査
① 評価方法

記憶は主に2種類の学習課題によって評価される．一つは記憶すべき情報の提示から再生までの間に分単位の「インターバル」をおく方法，もうひとつはある容量を超えた「多数（10個以上）」の情報を提示し再生させる方法である（supra-span課題）．例えば，MMSEの3単語学習課題は「インターバル」ありの課題で，一方でAlzheimer's disease Assessment Scale（ADAS）の単語再生および単語再認課題（それぞれ10単語，12単語の学習課題）は「多数」の情報が提示されるsupra-span課題に相当する．通常一度に覚えることができる容量（スパン，短期記憶容量）は7±2個であるといわれており，supra-span課題では情報提示から再生までの間にインターバルを挟まなくとも記憶を評価できると考えられている．

学習課題では記憶すべき情報として単語リスト，短い物語，図形などが用いられる．単語リストが日常生活のエピソードそのものを反映しているわけではないが，この単語学習課題はエピソード記憶の代用尺度として一

定の妥当性を有しており最も汎用されている．また図形を用いる学習課題としては Rey-Osterrieth Complex Figure Test が用いられることが多い．これは後で記憶を頼りに図形を描いてもらうことを知らさずに複雑図形を模写してもらい，直後に 30〜40 分のインターバルを置き，模写した図形を再生させることで視覚性記憶を評価する課題である．課題の成績低下は，記憶障害以外に注意・覚醒障害，視空間認知障害，構成障害，模写時の方略の不良（遂行機能障害）などの様々な認知機能障害を反映するため，解釈には注意が必要である．

② 記憶評価の理論的背景

学習課題で得られた所見は，一般に「記憶の情報理論（記憶の 3 段階理論）」という単純な理論に基づき解釈される．この理論では，記憶は「記銘」，「把持/貯蔵」，「想起」の 3 つの過程から成ると考えられている．例えば，MMSE の 3 単語学習課題において，3 つの単語を聴覚的に提示する段階が「記銘」に，雑談をしたりその他の課題を行ったりしながら過ごすインターバルの段階が「把持/貯蔵」に，先ほど言った単語を思い出してもらうよう再生の指示を出す段階が「想起」にそれぞれ相当する．

③ 記憶の 3 段階理論に基づいた結果の解釈　図4

「記銘」の障害は，即時再生の成績低下として現れる．「記銘」の障害つまり即時再生の成績低下は，記憶そのものの低下ではなく覚醒度低下，注意障害，遂行機能障害，言語障害などを反映している可能性が高い．

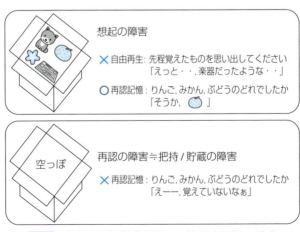

図4　記憶検査の解釈；「想起」or「把持/貯蔵」の障害

一方で「把持/貯蔵」と「想起」の障害を区別するのは容易ではない．いずれの障害も再生の成績低下として現れるため，様々な方法を駆使して患者の再生時の反応から「把持/貯蔵」と「想起」の障害を区別しなくてはいけない．そこで用いられるのが「自由再生」，「手掛かり再生」，「再認記憶」の3つの方法である．3単語学習課題における「自由再生」では，「先程覚えたものを思い出してください」という最低限の手掛かりしか与えない．「手掛かり再生」では，もう少し踏み込んで「何か食べ物がありましたね」，「動物の名前でした」などの意味的な手掛かりを与える．さらに「再認記憶」においては，具体的な単語を提示し，「りんごはありましたか？」という質問に対して「はい」，「いいえ」で答えさせたり，「りんご，みかん，ぶどうのどれでしたか？」という質問をして三者択一の形式で答えさせたりする．単語の再認ができた場合には，患者の中に記憶の痕跡が残っていたこと，つまり「想起の障害」が示唆される．一方で，再認の失敗は「把持/貯蔵の障害」を反映していると解釈することができる．

加えて「把持/貯蔵」の頑健さ（記憶痕跡の強さ）も再生や再認の課題成績に影響する．難易度は自由再生＞手掛かり再生＞再認記憶の順に高いので，記銘時に強い記憶痕跡を獲得した単語は「自由再生」で正答が得られやすく，記憶痕跡が弱い単語では「手掛かり再生」や「再認記憶」の形式でやっと正答が得られるということになる．

C. 精査用記憶バッテリー

1) 改訂版ウェクスラー記憶検査 (Wechsler Memory Scale-Reviced: WMS-R)

国際的に広く用いられている検査である．年齢別のパーセンタイル値である偏差指数（同年齢集団の平均得点を100，標準偏差をそれぞれ15として算出）が得られ非常に有用性が高い．しかし，施行には60〜90分を要し，難易度も高い．有用な検査ではあるものの，特に耐久性の乏しい高齢者にとっては時間的・精神的負担が強いため，目的を明確にしたうえで実施するよう注意が必要である．

WMS-R の主な利点は，言語性と視覚性の記憶を分けて評価できること，即時再生と遅延再生の両者を評価することによって記憶の把持能力が評価できること，の2点にある．また物語を読んで聞かせた後に，記憶を頼りにその物語を話させる学習課題が含まれることも良い点である．単語

リストや図形と異なり，物語には文脈が含まれているので，日常のエピソードの記憶に近い能力を調べることができる．一方で，WMS-R では「再認記憶」を評価することができないので，記憶の「把持/貯蔵」と「想起」の障害を区別できないという欠点がある．

2) リバーミード行動記憶検査(Rivermead Behavioral Memory Test: RBMT)

日常の記憶に近い能力の測定とその治療による変化を評価するために考案された検査である．この検査の開発の背景には，WMS-R のような記憶検査の成績と日常生活記憶の能力がしばしば乖離するという事実がある．この検査で評価されるのは，人の顔や名前の記憶，会話の記憶，展望記憶〔過去のエピソードに対する記憶ではなく，これから起こす行為についての記憶，すなわち予定の記憶のこと．RBMT では「持ち物」（被験者の持ち物を預かり，検査終了時に思い出させて返却を要求させる），「約束」（20分後にタイマーをセットし，アラームが鳴ったら決められた質問をさせる）が展望記憶の課題に当たる〕などである．RBMT は，繰り返し施行による練習効果を避けるために4種の検査が用意されており，薬物療法やリハビリテーションなどの介入前後の評価に用いられる．

4. エピソード記憶障害の神経基盤と関連病態

A. 海馬およびその周囲の内側側頭葉構造 図5 ……………………………

記憶に関与する神経基盤といえば，まず海馬がイメージされるかと思う．しかし海馬に限局した損傷というのはほとんど存在せず，嗅内皮質や嗅周皮質などの海馬周囲の内側側頭葉構造も様々な程度で損傷されているのが常である[1]．

単純ヘルペス感染や自己免疫機序による辺縁系脳炎は，内側側頭葉の損傷に伴うエピソード記憶障害をきたす代表的な病態である．内側側頭葉内での病変の広がりが小さい場合や片側（特に右側）にのみ大きな病巣を有する場合には記憶障害が軽度にとどまる傾向がある．このような病巣の容積効果（損傷範囲が広ければ広いほど重症になること）は，サルの脳破壊実験においても示されている．海馬のみを破壊されたサルでは記憶障害が軽度にとどまるが，嗅内皮質や嗅周囲皮質，海馬傍皮質などの周囲の皮質

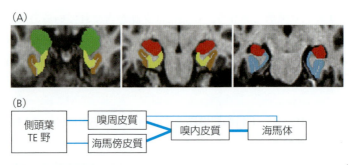

図5 内側側頭葉諸構造とその解剖学的連絡（西尾慶之，神経研究の進歩，2015より[1]）

(A)：ヒトの内側側頭葉．MRI冠状断．緑：扁桃体，赤：海馬体，黄：嗅内皮質，茶：嗅周皮質，青：海馬傍皮質．

(B)：サルの内側側頭葉の解剖学的連絡．線の太さは，相対的な結合の強さを示す．新皮質からの情報の多くは，嗅内皮質を通って海馬体へ至る．これは頻繁に引用される図式ではあるが，あくまでも複雑な解剖連絡を概観する一つのサマリーであることに注意していただきたい．

の破壊を加えられたサルは重度の記憶障害をきたす[1]．

　低酸素脳症後に生じる記憶障害を「純粋海馬性記憶障害」とみなす報告が多くあるが，この病態における真の病巣の広がりを同定することはきわめて困難である．同様のことがAlzheimer病についてもいえ，海馬その他の内側側頭葉構造の変性のみならず，側頭外側新皮質や後部帯状回や楔前部の変性も記憶障害の発症に寄与している可能性がある．

B. 間脳

　視床をはじめとする間脳の損傷によって，内側側頭葉の損傷に伴う記憶障害と同様の記憶障害が生じる[1]．間脳のなかでも，視床前核，視床内背側核，乳頭体の損傷が記憶障害との関連が深い．間脳と内側側頭葉の間には豊富な解剖学的連絡が存在し，記憶に関係する神経ネットワークを構成している．海馬と視床前核を中核構造とするPapez回路（海馬⇒脳弓⇒乳頭体⇒乳頭体視床路⇒視床前核⇒視床脚⇒帯状回⇒海馬）は，古くから知られる重要な記憶の神経回路である．また視床内背側核，嗅内皮質・嗅周皮質，前頭前皮質から成る神経回路（嗅皮質-視床内背側核回路）は第2の記憶の神経回路であると考えられている[1] 図6．

　Wernicke-Korsakoff症候群は代表的な間脳性記憶障害の症候群である．視床前核，視床内背側核，乳頭体の変性が記憶障害に関与していると

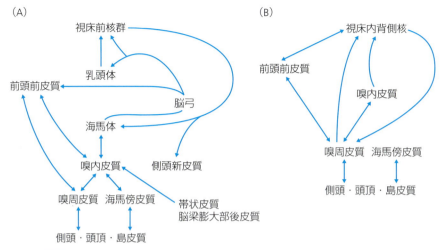

図6 視床-内側側頭葉-前頭前皮質回路のモデル[1]
(A): 視床前核と海馬を中核とする神経回路．ほぼ古典的 Papez 回路に相当する．
(B): 視床内背側核，嗅内皮質/嗅周皮質，前頭前皮質から成る回路（嗅皮質-視床内背側核回路）．

考えられている．視床前部（後交通動脈から分岐する灰白隆起動脈の灌流域），視床内側部（後大脳動脈から分岐する視床傍正中動脈の灌流）限局性の脳梗塞により記憶障害を生じることも知られている．これらの視床梗塞の特徴は，小さい病変によって病変サイズに不釣合いな重度の記憶障害が引き起こされることである[1]．病変サイズの大きい視床出血でも記憶障害を生じるが，記憶障害以外の認知障害も合併することが多く，記憶障害が前景に立つことは多くない．

C. 前脳基底部

前脳基底部にはマイネルト基底核をはじめとするコリン作動性ニューロンが存在することから，その損傷により健忘が生じると考えられてきた．つまり上述した Papez 回路や嗅皮質-視床内背側核回路の外の神経構造の損傷によって生じる記憶障害とみなされてきたわけである．しかし近年の研究では脳弓損傷の重要性が示唆されている[2]．つまり前脳基底部損傷による記憶障害も Papez 回路の破綻によって説明できるかもしれないということである．

前脳基底部損傷による記憶障害は，前交通動脈の動脈瘤破裂によるくも

膜下出血後遺症やクリッピング術後合併症として生じることが多い．個別的な情報を覚えることはできても，それらの間にある時間的脈絡がつけられないという症候学的特徴を有することが多い．このような特徴は内側側頭葉損傷に伴う記憶障害では認められないことから，前脳基底部近傍にある前頭葉眼窩皮質の病変の重要性が指摘されている．

D. 脳梁膨大部後域

脳梁膨大部後域の皮質およびその周囲の白質の損傷により記憶障害を呈することがある．この部位の近傍にある後部帯状回や帯状束（ともにPapez 回路の構成構造）の役割の損傷が重視されている．脳梁膨大部後域病変に伴う記憶障害の過去の報告例は，脳室穿破や上衣下出血を伴う脳出血例が多い．このようなケースでは，出血が内側側頭葉にまで延びる例も少なくない．脳梁膨大部の損傷だけで重度の記憶障害が生じるのかについては今後の研究結果を待つ必要がある．

5. その他の記憶障害

A. Alzheimer 病における記憶障害

Alzheimer 病は最も頻度の高いエピソード記憶障害の原因疾患である．海馬およびその周辺の内側側頭葉構造の変性が記憶障害に寄与しているのは疑いないが，近年の研究では後部帯状回の変性も重視されるようになってきている．海馬，後部帯状回という 2 つの Papez 回路の構成構造が同時に損傷されることで，単一の構造の損傷に比して重度の記憶障害を生じる可能性が示唆されている．

B. 側頭葉てんかんにおける記憶障害

側頭葉てんかんに関連する記憶障害には，①一過性てんかん性健忘，②忘却促進現象，③遠隔記憶障害の 3 つがある[3]．一過性てんかん性健忘は，明らかな痙攣や意識障害を伴わずに生じる発作中の記憶障害である．近時記憶に関する繰り返しの質問などの一過性全健忘と共通の特徴を有している．忘却促進現象は，新しく覚えた情報を数十分から数時間の間は保持できるものの数日から数週間後には忘れてしまう症状である．WMS-R をはじめとする通常の記憶検査では数十分後の遅延再生が調べられるのみなの

で，忘却促進現象を有する患者でも正常範囲内の成績を示してしまうことがある．遠隔記憶障害は，自己の個人史や社会的な出来事・知識に関する記憶がところどころ斑に抜け落ちてしまう症状である．例えば「愛する息子の卒業式に出席したのに，そのときの情景をまるで覚えていない」などの訴えがこの症状に対応している．

C. 解離性健忘

心因性に生じる記憶障害で，解離性障害の一型に分類される．この病態では，虐待，事故，天災のような苦痛を伴う出来事や，日々の仕事や生活における強い精神的ストレスをきっかけに過去の自伝的記憶が想起できなくなる．通常，前向性記憶障害を伴わず，逆向性記憶障害のみを生じる(孤立性逆向性健忘)．催眠療法や麻酔面接により記憶を取り戻すこともあることから，記憶の消失ではなく記憶の想起の障害であると考えられる．

D. 作話

作話とは実際にはなかったことを断定的に答えてしまう反応のことである．覚えていない記憶の空白を穴埋めしてありそうな内容を話す「当惑作話」と，現実からの逸脱が著しい内容をもつ「空想作話」に分類される．例えば，入院中のベッド上で「今日は隣の部屋で商談の予定があります」というような言動は空想作話に相当する．しかし当惑作話と空想作話の中間的な特徴を有する場合や，場所の失見当識や妄想に近い特徴をもつ場合もあり，これら2つの区分にこだわりすぎないほうがよいだろう．

作話は前交通動脈瘤破裂後の記憶障害や Wernicke-Korsakoff 症候群で認められることが多い．上述したように(4-C. 前脳基底部)，前脳基底部損傷に伴う記憶障害では「時間的脈絡の障害」を主徴とする記憶障害が認められることがあり，作話との関連性が示唆されている．

12
記憶障害

6. 症候の実際

症例1 近時記憶障害を中核症状とするAlzheimer病の例
75歳男性　元高校教師　教育歴16年

【病歴】
　72歳頃から「予定を忘れる」「同じことを何度も尋ねる」などの「もの忘れ」が目立つようになった．74歳頃から財布や眼鏡などの身の回りの物を頻繁に探すようになり，見つからないと「お前が盗っただろ」と息子の妻を疑うようになった．進行する「もの忘れ」の精査を希望し受診した．

【現症】
　患者は，物忘れについて問われると「そりゃあ年なので若いころに比べたら時々物の置き場所を忘れたりします．でも特に困りませんよ．忘れても後で思い出すし．」と答えた．このような「取り繕い反応」から，記憶力の低下についてのある程度の病識をもっていること，記憶障害の存在を認めたくないという心情があることが推察された．神経学的所見に異常は認められなかった．
　数唱は順唱5桁，逆唱4桁で，重度の短期記憶障害/注意障害は存在しないと考えられた．MMSE得点は22/30で，見当識で−2，場所の見当識で−1，計算で−2，図形模写で−1，3単語再生で−2の減点が認められた．3単語再生で失点した2語のうち1語は単語のカテゴリー名を手掛かりに想起可能で，残りの1語は3択での再認が可能であった（MMSEの3単語再生課題における，手掛かりによる想起や再認の方法は「3．エピソード記憶の検査方法」で解説）．

【精査】
　Wechsler Adult Intelligence Scale Ⅲ（WAIS-Ⅲ）日本版では，言語性IQ 94，動作性IQ 82，全検査IQ 87で，記憶以外の認知機能に大きな異常はないと考えられた．WMS-Rでは，言語性記憶指数82，視覚性記憶指数89，一般的記憶指数83，注意・集中力75，遅延再生70であった．

【まとめ】
「予定を忘れる」，「同じことを何度も尋ねる」，「身の回りの物をよく探す」などのもの忘れの病歴があり，MMSE で記憶と関連する項目（時間/場所の見当識，3 単語再生）での失点が目立った．図形模写でも失点を認めることから，視覚構成障害も存在すると考えられた．WMS-R では，注意・集中力が 75 と低く，注意障害による影響が課題成績に加わっていると考えられるものの，一般記憶指数と遅延再生指数の間に 10 以上の乖離があったことから，記憶の把持力の低下が示唆された．

記憶障害を中核とする進行性の認知障害の存在，頭部 MRI における両側内側側頭葉と頭頂葉に軽度〜中等度の萎縮の存在から，Alzheimer病と臨床診断された．

症例2 顕著な作話を認めた前交通動脈瘤破裂によるくも膜下出血後例
51 歳男性　会社経営者　教育歴 16 年

【病歴】
勤務中に強烈な頭痛が突然出現したために救急車にて搬送され，くも膜下出血と診断され入院となった．前交通動脈瘤の破裂に対してクリッピング術が施行された．術後から医療スタッフの名前など新しいことが覚えられないなどの記憶障害に加えて，「(テレビに出演中の有名人を見て) こいつとは昔からの幼馴染でさ．今日も収録が終わり次第，駅前で会うんだ!!」などの作話が頻繁に認められた．

【現症】
会話のやり取りは流暢に可能なものの，どこかぼんやりしており軽微な意識障害が残存していると考えられた．礼節は保たれており，検査にも協力的であった．神経学的所見に異常は認められなかった．

もの忘れについて問われると「自分では全く感じてないんですよ．でも家族は私がもの忘れをするって言うんですよ．だから少しはあるんでしょうね．」と答え，病識の低下が示唆された．入院中であるにもかかわらず「今から部下が迎えに来るので，仕事に行ってきます」，「入

院して今日で3日（実際は2週間以上入院している）」，「今朝も野球の試合に出て，ヒットを打ってきた（趣味として草野球チームに所属しているが，入院中のため当然試合には参加していない）」などの作話を示す言動が認められた.

「私の年齢は36歳（実際は51歳）」，「娘の年齢は18歳（実際は25歳）」と述べたことについて「18歳の時に娘さんが生まれたのか」と問われると「いや，違うな・・・」と答えた. 記憶の時間的脈絡の混乱の存在が示唆された.

数唱は順唱6桁，逆唱5桁であった. MMSE得点は18/30. 減点は時間の見当識で−4，場所の見当識で−3，計算で−2，3単語再生で−3であった. 再生で失点した3語はいずれも単語のカテゴリー名を手掛かりに想起できなかった. 一方で対象語を含む3語の中から再認は全て可能であり，記憶想起の障害は強いものの，記銘された内容そのものは貯蔵されていることが推察される所見であった.

【精査】

WAIS-Ⅲでは，言語性IQ 97，動作性IQ 87，全検査IQ 92であった. WMS-Rでは，言語性記憶指数51，視覚性記憶指数63，一般的記憶指数50未満，注意・集中力101，遅延再生50未満であった.

【まとめ】

頭部CTで前脳基底部と右前頭葉眼窩面を中心とした病変が認められた. くも膜下出血とその手術操作に伴う前脳基底部損傷による記憶障害と診断した. 顕著な作話を認める点が症例1（Alzheimer病）とは大きく異なる特徴であった. この患者の作話は発症から3カ月を経過した時点で消失した. 記憶障害は作話の消失後も残存した.

7. 最近の研究

A. エピソード記憶の情報処理における海馬内の機能的差異 ……………

ある「物語」を記憶する際には，物語を構成する「個々の要素的なイベント」と「イベント同士の関連性」をそれぞれ覚える必要がある. 海馬内の後方領域ほど「個々の要素的なイベント」の記憶の情報処理に関与し，一方で前方領域ほど「イベント同士の関連性」，すなわち特定の記憶を超え

た統合処理に関与することが最近の研究によって示されている[4]. 視覚情報の処理内容が1次視覚皮質（脳のより後方に位置）と高次視覚皮質（脳のより前方に位置）で異なるように，記憶情報においても海馬内の前後では処理内容が異なり，階層性が存在するのかもしれない.

B. 場所細胞 (place cells) と格子細胞 (grid cells)

　ヒトでは海馬およびその周囲の嗅皮質はエピソード記憶に関わっているが，げっ歯類ではこれらの構造は地誌的空間の認知（spatial navigation）や場所・空間の記憶（place/spatial memory）に関与している. げっ歯類の海馬にはある特定の場所を通過したときにのみ活動する場所細胞が，一方で嗅内皮質には等間隔で格子状に配列され複数の場所で活動する格子細胞が存在することが知られている[5]. 同じ場所や空間に対して場所細胞による「一対一」と格子細胞の「一対多」の情報処理がなされることで，空間内に自らの位置情報が表現されると考えられる. 場所細胞を発見したジョン・オキーフと格子細胞を発見したモーザー夫妻は2014年に共同でノーベル賞を受賞している.

【文献】
1) 西尾慶之, 森　悦朗. 記憶の神経解剖学的ネットワークと健忘: 視床からの視点. Brain and nerve: 神経研究の進歩. 2015; 67: 1481-94.
2) Mugikura S, Kikuchi H, Fujii T, et al. MR imaging of subcallosal artery infarct causing amnesia after surgery for anterior communicating artery aneurysm. AJNR Am J Neuroradiol. 2014; 35: 2293-301.
3) Butler CR, Zeman AZ. Recent insights into the impairment of memory in epilepsy: transient epileptic amnesia, accelerated long-term forgetting and remote memory impairment. Brain. 2008; 131 (Pt 9): 2243-63.
4) Collin SH, Milivojevic B, Doeller CF. Memory hierarchies map onto the hippocampal long axis in humans. Nat Neurosci. 2015; 18: 1562-4.
5) Hafting T, Fyhn M, Molden S, et al. Microstructure of a spatial map in the entorhinal cortex. Nature. 2005; 436: 801-6.

〈渡部宏幸, 西尾慶之〉

12 記憶障害

Chapter 13
認知症

Key Words
Alzheimer 型認知症, 前頭側頭型認知症, Lewy 小体型認知症, 意味性認知症, BPSD, 心理検査

認知症, MCI の評価法

	知能全般	注意・遂行	記憶	視覚認知	言語
初診時	MMSE/HDS-R (＋CDT, FAB)				
症状や重症度により	MoCA-J (またはACE-Ⅲ)	TMT	ROCFT 遅延	ROCFT 模写	
症状や病巣により必要に応じて	Kohs, RCPM, WAIS-Ⅲ	WCST, BADS	RBMT, WMS-R	VPTA	SLTA, WAB

ACE-Ⅲ: Addenbrooke's Cognitive Examination-Ⅲ
BADS: Behavioural Assessment of the Dysexecutive Syndrome
CDT: Clock Drawing Test
FAB: Frontal Assessment Battery
HDS-R: 長谷川式簡易知能評価スケール
Kohs: コース立方体組み合わせテスト
MMSE: Mini-Mental State Examination
MoCA-J: Montreal Cognitive Assessment-Japanese version
RBMT: Rivermead 行動記憶検査
RCPM: レーヴン色彩マトリックス検査
TMT: Trail Making Test
ROCFT: レイ複雑図形検査
SLTA: 標準失語症検査
VPTA: 標準高次視知覚検査
WAB: Western Aphasia Battery
WAIS-Ⅲ: Wechsler 成人知能検査
WCST: Wisconsin Card Sorting Test
WMS-R: Wechsler 記憶検査

> 付録 DATA 13-01b

1. はじめに

　本邦では今後 20 年で団塊世代と団塊ジュニア世代が前期・後期高齢者となり，未曾有の少子高齢化社会を迎える．10 年後には 5 人に 1 人が認知症になるともいわれている．したがって，認知症患者を神経心理学的に評価する機会は今後増え続けることが予想される．認知症を含む神経変性疾患の診断の枠組みは神経病理学的観点から再構築されつつあり，近年は混合病理も話題になっている．本稿では認知症への神経心理学的アプローチについて解説する．

2. 症候の概念，分類

A. 症候の概念

　認知症の診断基準は，ICD-10，National Institute on Aging-Alzheimer's Association workgroup (NIA-AA)，DSM-5 などで示されているが，骨子は高次脳機能の複数領域の障害により日常生活や社会生活に支障をきたすことである 表1，表2．ICD-10 では「記憶，思考，見当識，理解，計算，学習，言語，判断などの多数の高次脳機能の症候群からなる症候群とされ，表1 のように要約される[1]．NIA-AA の診断基準では記憶障害，遂行機能障害，視空間認知障害，言語障害を同等に扱い，さらに人格，行動，態度の変化を含め，これらのうち 2 領域以上の障害があることを診断基準としている 表2 [2]．これらの認知機能障害が認知症の中核にあり，その周辺症状として易刺激性，興奮，妄想，幻覚の他，抑うつや不安，意欲が低下するアパシーなど behavioral psychological symptoms of dementia (BPSD) とよばれる行動・心理症状をしばしば伴う．

　認知症の診断過程では，各認知機能領域の障害の確認，認知症と紛らわしい症候の鑑別除外，認知症の中でも甲状腺機能低下症や慢性硬膜下血腫，正常圧水頭症などの治療できる認知症を見逃さないこと，変性性の認知症疾患をどのように鑑別するかなどが問題になる．

　認知症をきたす疾患は数多いが，認知症のような症状がみられても認知症ではない紛らわしい場合もある．表2 の診断規準 C に示されているように，認知症の評価では「せん妄や精神疾患」でないことが大前提になる．

表1 ICD-10 による認知症診断基準（1993）の要約

G1. 以下の各項目を示す証拠が存在する.
　1) 記憶力の低下
　　新しい事象に関する著しい記憶力の減退. 重症例では過去に学習した情報の想起も障害され, 記憶力の低下は客観的に確認されるべきである.
　2) 認知能力の低下
　　判断と思考に関する能力の低下や情報処理全般の悪化であり, 従来の遂行能力水準からの低下を確認する.
　1), 2) により, 日常生活動作や遂行能力に支障をきたす.
G2. 周囲に対する認識が基準 G1 の症状をはっきりと照明するのに十分な期間保たれていること（意識混濁がないこと）. せん妄のエピソードが重なっている場合には認知症の診断は保留する.
G3. 次の項目中 1 つ以上を認める.
　1) 情緒易変性
　2) 易刺激性
　3) 無感情
　4) 社会的行動の粗雑化
G4. 基準 G1 の症状が明らかに 6 カ月以上存在する.

表2 NIA-AA による認知症の診断基準抜粋（2011年）

A. 仕事や日常活動に支障をきたす
B. 以前の水準に比べ遂行機能が低下
C. せん妄や精神疾患ではない
D. 病歴と検査による認知機能障害の存在
　1) 患者あるいは情報提供者からの病歴
　2) 精神機能評価あるいは精神心理検査
E. 以下の 2 領域以上の認知機能や行動の障害
　a. 記憶, b. 論理的思考, 遂行機能, c. 視空間認知, d. 言語機能, e. 行動変化

例えばせん妄の時に行った心理検査の成績が悪くても, 後日まったく問題がなくなっていることもあるからである. さらに精神遅滞や教育歴が著しく低い場合は診断基準 B の「以前の水準に比べ認知機能の低下を示していない」可能性もあるため, 教育歴や職歴をしっかりと確認することも大切である. また, うつ病やうつ状態では記憶の障害や動作の緩慢などが出現し認知症と間違われることがある一方, 認知症で初期からうつ状態がみられることも多く, 注意が必要である. うつ病やうつ状態による偽性認知症は, 記憶や遂行機能の障害が長期に持続しないこと, 抗うつ薬に反応する点などがポイントになる.

B. 認知症の分類 ……………………………………………………………

　認知症は，その原因や病理学的な背景から **表3** のように分類される．これら認知症疾患の各論については本邦の認知症ガイドラインや専門書に譲るが，神経心理，神経放射線，血液・髄液検査などを用いて評価鑑別していくことになる．

　神経心理学的な評価としては，近時記憶障害が目立つのか（Alzheimer

表3 認知症をきたす主な疾患・病態

変性性認知症 （70〜80%）	● Alzheimer 型認知症（50%） ● Lewy 小体型認知症（15〜20%） ● 前頭側頭葉変性症（5〜10%） ● 進行性核上性麻痺 ● 大脳皮質基底核症候群（大脳皮質基底核変性症を含む） ● Huntington 舞踏病 ● 神経原線維変化型老年認知症 ● 嗜銀顆粒性認知症
血管性認知症 （15〜20%）	● 多発脳梗塞 ● 戦略的な部位の単一病変 ● 小血管病変 ● 低灌流 ● 脳出血 ● 慢性硬膜下血腫
その他 （5〜10%）	● 脳腫瘍 ● 正常圧水頭症 ● 頭部外傷 ● 無酸素・低酸素脳症 ● 神経感染症（ウイルス性脳炎，Creutzfeldt-Jakob 病，神経梅毒，急性化膿性髄膜炎など） ● 臓器不全関連（腎不全，肝不全など） ● 内分泌機能異常関連（甲状腺機能低下症，下垂体機能低下症，副腎皮質機能低下症，副甲状腺機能亢進・または低下症，Cushing 症候群，反復性低血糖など） ● 中毒性・代謝性疾患（慢性アルコール中毒，一酸化炭素中毒，ビタミン B_1/B_{12}/D/葉酸/ナイアシン欠乏，抗がん剤，向精神薬などによる薬物中毒，糖尿病，副腎皮質ジストロフィーなど） ● 脱髄性疾患，自己免疫性疾患（多発性硬化症，急性散在性脳脊髄炎，Behçet 病，Sjögren 症候群など） ● その他（ミトコンドリア脳筋症，筋緊張性ジストロフィー，Fahr 病など）

（ ）内の数字は認知症患者に占める割合

型認知症），遂行機能障害が目立つのか（前頭側頭型認知症），視空間認知障害が目立つのか(若年性 Alzheimer 型認知症の一部や Lewy 小体型認知症），あるいは言語障害が目立つのか（進行性非流暢性失語や意味性認知症）などが鑑別の一助になる．あるいは人格変化や社会的行動の異常（行動障害型前頭側頭型認知症），幻視や意識状態の変動（Lewy 小体型認知症）も鑑別の手がかりとなる．一方，日常生活能力はほぼ保たれているものの自他覚的な認知機能の訴えがあり，認知症の診断基準を満たさないが，神経心理学的検査で加齢平均と比較して何らかの認知機能の低下を認める一群を軽度認知障害（Mild Cognitive Impairment: MCI）とよぶ．MCIの一部はその後，認知症に発展することから認知症の早期疾患修飾治療のターゲットとして注目されている．代表的な認知症疾患の概念，診断基準については ▶付録 **DATA** 13-01a に示す．

　ただし高齢になるほど認知機能の低下に複数の要因が影響する．例えば変性疾患である Alzheimer 型認知症と血管性病変が併存する混合型，あるいは病理学的には Alzheimer 病と Lewy 小体型認知症の重複病理も少なくない．

3.　検査方法

A.　問診

　認知症診断では問診がきわめて重要な位置を占めるため，検査に言及する前に，まず問診について述べたい．認知症の定義が，認知機能の低下が毎日の生活に支障を及ぼすことである以上，日常生活に関する問診なくして認知症の診断はできないのである．一方で，認知症では本人に病識が乏しかったり，症状を訴えないことがしばしばあるので，本人から話を聞くだけではなく，可能なかぎり周囲の人間から日常生活の状況を聞いておくことが大切である．

　病歴を聴取する初回の診察場面では，緊張感を和らげて信頼関係を築いて必要な情報を得るための話術が必要である．患者の生活背景を理解するために出身地，教育歴や職歴の他に家庭環境や趣味を尋ねるのはよい話のきっかけになるだろう．そして喫煙歴，飲酒量，服薬歴，頭部外傷歴などを尋ね，さらに利き手も確認する．その上で，記憶障害，遂行機能障害，視空間認知障害，言語機能障害，あるいは失行や失認などによって日常生

活が支障をきたしているかを確認していく.

　Alzheimer 型認知症（Alzheimer's dementia: AD）を疑った場合は，近時記憶の障害が特徴となるため，探し物・忘れ物がどの程度あるかをまず尋ねてみたい．家族に同じことを何度も話すことがあるか尋ねるのも記憶障害の程度を知る上で有効である．エピソード記憶の確認には昨日の夕食に何を食べたのか，最近どこかに旅行に行ったのかなど尋ねてみるとよい．また，スクリーニング検査にある項目であるが，日時の見当識を尋ねた時に月や季節を正答できないようであると進行した認知症である可能性が高く，今いる場所（例えば病院）がわからないと高度の認知症が疑われる．これらの質問に対し，AD では回答に困って診察室で後ろに座っている家族に助けを求める「振り向き現象」がみられることがある．また，質問に答えられないことに言い訳をしたり，忘れたことをあたかも覚えているように話をごまかしたりする「取り繕い現象」がしばしばみられるが，これらの現象は比較的 AD に特徴的であり，診断的な価値がある.

　一方，Lewy 小体型認知症（dementia with Lewy bodies: DLB）を疑った場合は，記憶障害は相対的に目立たず，注意障害を主体とする認知機能の変動や幻視・パレイドリア（錯視の一種）などがみられることが多い．調子の良い時と悪い時の落差が激しくないかなど尋ねてみるといいだろう．幻視やパレイドリアは自発的に語ることはないものの，尋ねられると素直に答えることが多いため，積極的に尋ねてみるとよい．また神経心理から脱線するが DLB に高頻度で合併するレム睡眠行動障害（rapid eye movement sleep behavior disorder: RBD）についての問診も重要である．周囲からの寝言の指摘や，自分の寝言で目を覚ます夜間叫声の有無，あるいは寝相が悪くないかなど聞くのがポイントである．配偶者がいる場合は寝言や寝相の悪さのためにベッドを離すきっかけになることもある．RBD のスクリーニングのための質問票を活用すると客観的に捉えやすい[3,4]．また DLB にはしばしばパーキンソン症候群が合併することから，日常生活で不自然な転倒を繰り返していないかを確認し，さらに診察の現場では姿勢反射障害の有無や，小刻み歩行，すくみがないかなど確認することも必要である．なお AD と比較すると，DLB では抑うつ傾向が強いことから問診時の話し方で大雑把な診断がつくこともある.

　BPSD の問診も重要である．徘徊（一般的に「ひとり歩き」と言い換えられるようになっている）や介護への抵抗は比較的訴えとして出てきやす

いが，易怒性については「近頃，イライラしたり怒鳴ったりしませんか？」と具体的に尋ねないと家族から話さないことが多い．抑うつやアパシーも聞き取りが難しく，老年期うつ病評価尺度（Geriatric Depression Scale: GDS）や，やる気スコア（Apathy Scale: AS）などの質問票などを使用することもある．

行動障害型前頭側頭型認知症（behavioral variant frontotemporal dementia: bvFTD）では感情の変化や社会的行動の異常が初発症状の過半数を占め，早期から自発性の低下，常同行動，脱抑制行為が目立ち，暴言・暴力，攻撃的行為がみられることが多い．常同行動としては，毎日同じ時間に同じ行動をとる特徴があり，天気や道路状況にかかわらず同じコースを散歩したり，散歩の途中で立ち寄った居先で万引き行為をしてしまうといったエピソードが典型的である．食行動では同じものばかり食べる常同行動のほかに濃厚な味付けや甘いものを好むようになるなど嗜好の変化がみられることもあるので，問診時に食の嗜好の変化についてきいてみるとよいだろう．また周囲を気にしない自己本位な「我が道を行く行動」がみられ，道端で放尿したり，交通ルールを無視したりといった，モラルを欠き社会的に問題になる行動がみられることも多い．自分のペースで好きなことを言った後，勝手に診察室から出ていく「立ち去り行動」が有名である．

認知症の初期，特にADやDLBに比較的多い症状として嫉妬妄想，もの盗られ妄想がある．配偶者が浮気をしていると思い込むのが嫉妬妄想で，自分でしまい忘れたり，置き忘れたりした金品を誰かが盗んだと思い込むのがもの盗られ妄想である．これらの症状によって家族が非常に困っていることも多く，このような問題点を拾い上げることはBPSDのマネージメントという点でも重要である．

B. スクリーニング検査

次に，認知症を評価するための心理検査について述べる．読者の多くは日常的に長谷川式簡易知能評価スケール（HDS-R）やMini-Mental State Examination（MMSE）などのスクリーニング検査を行っているだろう．これらの検査は誰が行っても大体同じ結果が得られ，判定が客観的で，要する時間も短く，認知機能の各領域を評価できるという点で便利な検査である．しかし，その実践にあたってはいくつかの注意がある．誰が行って

も同じ結果を得るためには，マニュアルに従って教示や採点を同じ方法で行う必要がある．比較的わかりやすい例では版権の問題もあり MMSE の模写は必ずしも連立五角形で行われていないことがある．一方で，検査のやり方を工夫したり，設問の合間にちょっとした質問を挟んだりすることで，特定の情報取得が可能になり，患者との関係を構築する機会を得られるかもしれない．したがって，スクリーニング検査を施行するにあたって，これをマニュアル通り行うことによる信頼性・再現性を重んじるのか，それとも初診で緊張している患者さんとのコミュニケーションツールとして観察の機会を作り，問題点を発見することを重視するのか，検査の運用において目的が問われる．

スクリーニング検査は，何を目的として調べたいのかを考えながら検査内容を吟味する必要がある．例えば，(1) 初診時に認知症なのか，MCI なのか，正常加齢なのかをカットオフ点を参考にしながら確認したいのか（ただしカットオフ値のみで認知症の有無を評価してはいけない），(2) 特徴的な認知機能領域の障害をとらえることで認知症疾患の鑑別を行いたいのか，(3) 認知症と診断された後で経時的な変化の評価を行いたいのか，(4) 臨床試験などで薬効の評価を行いたいのか，など目的は大きく異なる．主なスクリーニング検査の特徴を 表4 に示す．

HDS-R は記憶に関する検査項目が多く，記憶障害が目立つ認知症の感度や特異度が高いが，遂行機能，視空間認知機能，言語機能（特に読字や書字）の評価ができず，認知症の定義が変化した現在では HDS-R 単独で認知症か否か評価することは難しい．例えば前頭側頭葉変性症や Lewy 小体型認知症は HDS-R のみでの評価は厳しい．しかし Alzheimer 型認知症のように記憶障害を主体とする認知症に関しては感度が高い．一方，MMSE は各認知機能領域を網羅していることから認知症か否かのスクリーニングに最適であり特異度も高い．そのため臨床でも研究目的でも国際的に広く用いられている．なお日本脳ドック学会の脳ドックのガイドラインには MMSE/HDS-R ハイブリット版が提案されており，MMSE と HDS-R を近日で行うと生じる学習効果は回避できるものの，本来の MMSE や HDS-R 単独とは検査負荷などが異なる点は注意されたい．また HDS-R や MMSE がカットオフ値より高くても遂行機能障害によって日常生活に支障をきたしている場合があるので注意が必要である．そのような場合は Clock DrawingTest (CDT)[5]や FAB (Frontal Assessment Bat-

表4 認知機能スクリーニング検査

検査	内容	所要時間	Cut-off	感度	特異度
HDS-R	年齢, 見当識, 3単語の即時記銘と遅延再生, 計算, 数字の逆唱, 物品記銘, 言語流暢性	10分	21/20	90～93	82～86
MMSE	見当識, 即時・遅延再生, 計算, 物品呼称, 復唱, 3段階の口頭命令, 書字命令, 文章書字, 図形模写	10分	24/23	81	89
MoCA-J	視空間・遂行機能, 命名, 記憶, 注意, 言語, 抽象概念, 遅延再生, 見当識	15分	26/25	80～100	50～87
ACE-Ⅲ	注意, 記憶, 流量性, 言語, 視空間認知	20分	89/88 83/82	100% 93%	96% 100%

HDS-R: 改訂長谷川式簡易知能評価スケール
MMSE: Mini-Mental State Examination
MoCA-J: Montreal Cognitive Assessment-Japanese version
ACE-Ⅲ: Addenbrooke's Cognitive Examination-Ⅲ

tery）を追加してみると良い．MCI は MMSE や HDS-R では感度が低く捉えられない場合があり，より感度の高い MoCA-J を追加してみるとよい．言語や視空間認知の評価には ACE-III が有用である．

　認知症のスクリーニング検査でカットオフ値以下だからといって認知症であるとすぐに診断できない場合がある．せん妄，うつ病，学習障害や精神遅滞，統合失調症など，認知症と誤って判断される可能性があるので注意を要する．また，学校教育歴が短い場合，認知症，MCI の診断が偽陽性となる可能性があり，教育歴を確認するのが重要である．難聴も認知機能を過小評価する要因となる．

　スクリーニング検査のカットオフ値はあくまで集団において感度と特異度を最適化する値であり，個々の診断を考える上では，総スコアをみるだけではなく下位項目の成績をよく検討する必要がある．その上で，より詳細な検査や特異的な検査が必要かを判断することになる．目的により多くの心理検査が実際に用いられている ▶付録 DATA 13-01b．知能を全般的に評価する検査としてはゴールドスタンダードともいえる WAIS-III の他に，コース立方体組み合わせテスト（Kohs Block Design Test）は言語を介さずに施行可能で IQ 値が得られる．レーヴン色彩マトリックス検査

(RCPM) は簡易知能検査として WAIS-Ⅲと高い相関を示す．認知機能を構成する各領域の評価には多くの検査があり代表的なものを以下にあげる．記憶の検査として Rey-Osterrieth Complex Figure Test (ROCFT), Rivermead 行動記憶検査（RBMT），S-PA 標準言語性対連合学習検査，Wechsler Memory Scale-Revised (WMS-R) などがある（12章「記憶障害」を参照）．前頭葉機能検査として TMT, Wisconsin Card Sorting Test (WCST), Stroop test, Iowa Gambling Test, 流暢性課題などがあり，種々の前頭葉機能の要素を組み合わせた複合的な評価バッテリーとして Behavioural Assesment of the Dysexecutive Syndrome (BADS) や Frontal Assessment Battery (FAB) などがある（15章「前頭葉症候群」を参照）．認知症のスクリーニング，鑑別のための検査プロトコールについては冒頭の評価法を参照．これに沿って診断評価を行った例を以下に症例の実際として提示する．

4. 症候の実際

A. 記憶障害が目立つ認知症

症例1　70代前半右利き女性　パートタイム勤務　教育歴12年
【主　訴】朝食べたものを忘れることがある．
【既往歴】高血圧症
【家族歴】一親等内に60代発症　Alzheimer 型認知症
【現病歴】
　独居．X-1年法事の際に，朝食事をしたことを夕方忘れていることを指摘された．日常生活では問題を自覚せず，仕事もしていた．X年当科受診．

　健忘が主訴である．神経学的に特記所見なく，MMSE 25/30 だった．採血結果も異常を認めなかった．頭部 MRI では側脳室下角の軽度開大のみ認めた．本人の話では日常生活や仕事で大きな問題はなく一見 MCI のように思われたが，実際は以下の通りだった．

194

【初診時神経心理検査】
《全般》MMSE 25/30, HDS-R 25/30, MoCA-J 19/30, RCPM 34/36
《注意・遂行》FAB 14/18
《記憶》RBMT スクリーニング点 (SS) 1/12, WMS-R 言語性記憶 84, 視覚性記憶 93, 一般的記憶 67, 注意集中 118, 遅延再生 55

　知能全般は保たれていた．時の見当識障害があり，近時記憶の低下がみられ，注意遂行機能は年齢相応で視知覚障害は認めなかった．しかし MoCA-J や RBMT で重度の記憶障害が示唆された．WMS-R でも注意集中が保たれる一方，一般的記憶の指標は低下していた．これらの結果から自覚は乏しかったが記憶障害は明らかだった．周囲から日常生活状況を再確認したところ，仕事での頻繁な約束忘れやスケジュール管理困難が判明し，AD と診断した．このように独居の場合は本人のみならず周囲からの病歴聴取が重要である．

B. 注意・遂行機能の障害が目立つ認知症

症例2　70代後半右利き男性　会社勤務　教育歴16年
【主　訴】1週間前から何かがおかしい．
【既往歴】2型糖尿病，慢性心房細動，高血圧症
【生活歴】喫煙なし．
【現病歴】
　X年，糖尿病の教育入院のY-7日前から朝寝坊をしたり，日中うとうとしたりすることが多かったが仕事はできていた．ただし家族は怒りっぽくなったことに気づいていた．Y日糖尿病の教育入院時に家族の希望で神経内科受診．

　比較的急性発症であり，血管リスクが高いことから，何らかの脳血管障害が背景にあることが疑われた．傾眠と動揺性の経過や性格変化も特徴的だった．

【初診時神経心理検査】
《全般》MMSE 20/30，HDS-R 14/30，MoCA-J 15/30
《注意・遂行》FAB 5/18，TMT-A 150秒（誤0，未遂3），
　　　　　　　TMT-B 300秒（誤5，未遂21）
《記憶》RBMT 標準プロフィール点（SPS）1/24

時の見当識障害，近時記憶障害を認めるが，むしろ注意遂行機能障害と語想起低下が顕著だった．RBMTは注意障害の影響があると考えた．頭部MRIで内包膝部に新規梗塞巣を認め 図1，脳血流シンチで右前頭葉の広範な血流低下を認めた．視床-前頭葉投射系の離断により右前頭葉機能低下をきたしたと推定した．

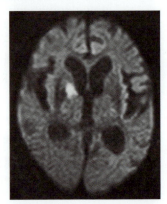

図1 症例2のMRI DWI 水平断

別の自験例で健忘を訴えた左尾状核頭近傍梗塞の50代男性は，自ら「感情の起伏がなくなり，以前はミスした部下を怒っていたはずなのに怒らなくなり，自分もミスしたらまずいという気持ちが出てこない」と語った．この例は左前頭葉の血流低下を認めた．

　高次脳機能障害に直接関与する重要部位を含む小さな病変一つで認知機能障害を呈する病態を strategic single infarct dementia[6]とよぶ．視床，海馬，帯状回，尾状核，淡蒼球，内包膝部などが重要である．

症例3 70代前半右利き男性　元会社員　教育歴12年
【主　訴】（周囲から）約束を忘れる，（本人）歩けなくなった．
【既往歴】2型糖尿病，脂質異常症，高血圧症
【家族歴】両親脳血管障害
【生活歴】喫煙歴あり．
【現病歴】
　X年Y-3月より足が動かなくなった．Y-2月より約束を忘れることを指摘されることが増えた．Y月に尿失禁を認めた．Y月健忘を主訴に当科初診．

　血管リスクが高いが病歴を確認すると歩行障害＋認知機能障害＋尿失禁があり，頭部MRIでシルビウス裂の不自然な拡大と高位円蓋部脳溝狭小化を特徴とするDESH（disproportionately enlarged subarachnoid-space hydrocephalus）所見を認め正常圧水頭症と診断した 図2．初診時はMMSEやHDS-Rのみ

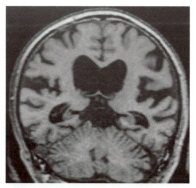

図2　症例3のMRI T1強調画像　冠状断

ならずFABも低下していた．健忘様症状を指摘されたが，実際には注意，遂行機能障害が主体で，VP（脳室-腹腔）シャントにより注意，遂行機能を中心とした複数領域で改善を認めた．VPシャント術を施行したところ歩行と共に認知機能も改善し独歩退院した．以下，術前と術後1カ月の主な心理検査の変化を示す．MMSE（30/30），HDS-R（30/30），FAB（18/18），TMT-A（57秒），TMT-B（224秒）．正常圧水頭症では発症早期にVPシャントを行うことで認知機能が改善することがある．

C. 幻視が目立つ認知症

症例4 70代後半右利き女性　主婦　教育歴12年
【主　訴】カーテンの影に人が見える，体がふらつく．
【既往歴】高血圧症
【家族歴】類縁にパーキンソン症候群なし．
【現病歴】
　独居．X年Y-3月ふらつきを自覚．ケアマネージャーから手すりを勧められた．同じ頃から夜，明かりを消すとカーテンの影に人影が見え，明かりをつけると誰もいないことに気づいた．寝相は悪く，ありありとした嫌な夢をみた．X年ふらつきを主訴に独歩初診．

　神経所見では嗅覚障害があり珈琲の匂いもわからなかった．また後方易転倒性を主体とする姿勢反射障害を認めた．

【初診時神経心理検査】
《全般》MMSE 27/30，HDS-R 24/30，MoCA-J 25/30
《注意・遂行》FAB 15/18
《精神機能》うつ性自己評価尺度（self-rating depression scale: SDS）64/80

　見当識は完全に保たれており，軽度の近時記憶障害が疑われた．また抑うつとアパシーが著しかった．頭部MRIで病的所見を認めず，MIBG心筋シンチで心交感神経機能低下を認めた．幻視とRBD様エピソード，姿勢反射障害などから，DLBと診断した．認知機能検査は比較的保たれていたが通院は不規則だった．通院が不規則になる理由はADでは健忘が多いが，DLBは症状動揺によることもある．調子がよい時のみ外来受診するため認知機能検査は外来では一見良好にみえてしまう．なお本症例では目立たなかったが，DLBでは視空間認知障害を認めることが多い．VPTAも有効であるが，検査が特殊であるためACEの視空間認知の項目を用いるとよい．また錯視を誘発するパレイドリアテストも有用である．

　DLBでは幻視やRBDによる「独語」「布団を投げ飛ばす」といっ

た症状から「せん妄」と診断されて抗精神病薬を導入されることがある．一方で，DLB では抗精神病薬の過敏反応が知られており，過度の鎮静や転倒を起こすことがあり注意を要する．RBD については寝言や寝相の悪さの有無を尋ね，また幻視は「非科学的な現象」と考え自己申告することが少ないため丁寧に確認する必要がある．

D. 言語の障害が目立つ認知症

症例 5　60 代前半右利き女性　自営業　教育歴 12 年

【主　訴】(家族から)「もの忘れがひどい」
【既往歴】50 代消化器系腫瘍手術，60 代整形外科疾患手術
【現病歴】
　X-1 年忘れっぽさを主訴に同居している家族と共に来院した．MMSE 17/30．頭部 MRI で側頭葉内側の萎縮があり，Alzheimer 型認知症の診断で加療開始されたが，言語理解が悪いため X 年当科紹介となった．
【初診時の会話の抜粋】
Q.「何か趣味ありますか？」
A.「しゅみ，しゅみて何ですか？　あ，あたしいつも足の調子わるいんじゃない．歩いているんですよ．いつも歩いていますよ…」
Q.「これは何ですか？」(MMSE で「鉛筆」の呼称)
A.「わかんない」(語韻ヒント「エンピ」でも想記できず「エンピツです」)「エンピツってなんですか？」(最終的に)「エンピツ，エンピツ」(とメモをとる)
Q.「これは何ですか？」(富士山の写真をみせる)
A.「うーん，やま？」「見たことない」(「富士山です」)「ふじさんって何ですか？」

　健忘が主訴だが，実際は語理解の障害が問題であることがわかる．「…って何ですか？」などと逆質問を受ける場合は意味性認知症 (semantic dementia: SD) を鑑別として考える．AD 患者の「約束を忘れないため」のカレンダー的メモと異なり，SD 患者のメモは言葉を書き留めていくため，一種辞書のような体をなす．呼称障害は低

頻度/低頻出物品で生じやすいため，MMSEなど物品呼称時に「時計」などに加え，あえて「聴診器」などを提示してみるとよい．

ACE-R（X+1年）の言語読字
「相撲」→「そうぼく」，「八百屋」→「はちやくや」

　熟語の読みを本来とは異なる読みで答える「表層失読」もSDの特徴である．上記例のように熟語を分解して一語一語読む傾向がある．

【初診時の神経心理学的検査の抜粋】
《全般》MMSE 23/30，HDS-R 17/30，MoCA-J 16/30，ACE-R
　　　　38/100（流暢性1/14，言語9/26），RCPM 30/36
《記憶》RBMT 5/24
《視覚認知》ROCFT模写 33/36
《言語》WAB AQ 64.4，自発語16/20，話し言葉理解6.3/10，復唱
　　　　5.4/10，呼称2.5/10，読み5.9/10，書字8.2/10，行為10/
　　　　10，構成7.7/10

　非言語性知能検査であるRCPMが良好であるのに対し，他の検査は言語を介するだけにいずれも厳しい．RBMTは完全に理解障害による失点である．注意遂行機能や言語理解が悪い場合，他の検査結果にも影響を与えるため，その解釈に注意が必要で点数が一人歩きしないよう気をつけなければならない．WABでは話し言葉の理解の方が復唱より点数がよいように見えるが，実際には復唱をしたときに話が逸脱して点数が低下したという経緯があった．

【WABの継続評価（X年→X+1年）】
　話し言葉の理解6.3→3.1/10，復唱5.4→6.4/10，呼称2.5→0.3/
10，読み5.9→3.3/10

　復唱は保たれるが，1年の経過で理解や呼称，読みは悪化している．頭部MRIでは両側側頭葉の萎縮を，脳血流シンチで同部位の血流低下を認めた．SDと診断した．SDは行動障害型前頭側頭型認知症

200

(behavioral variant frontotemporal dementia: bvFTD) 様のエピソードを生じることがあるが，この症例もお金を払わずに店を出て事情聴取に到った．言語理解不良で「わからない」と訴えるため家族が「もの忘れ」を主訴として来院された中に SD が隠れている場合もあり注意が必要である．

症例6　60代後半右利き女性

【主　訴】「あまり…しゃべり…うまくできない…」「ことば…」
【既往歴】特記事項なし．
【現病歴】
　X-1 年歯切れの悪さを自覚．以降悪化傾向で自宅での電話応対は家族に代わってもらったが，それ以外の日常生活は保たれていた．単純労働ながら仕事も継続可能だった．X 年初診．

　症例5の SD が自他覚的に「もの忘れ」を主訴に受診することもあるのに対し，「言葉の問題」を主訴に来院される場合に考えなければいけないのが進行性非流暢性失語症(progressive non-fluent aphasia: PNFA)である．本例は神経学的に口部顔面失行などは認めなかった．

【初診時の神経心理学的検査の抜粋】
《全般》MMSE 28/30，HDS-R 30/30，MoCA-J 23/30，ACE-R 81/100
　　　　（注意見当識 15/18，記憶 10/26，流暢性 8/14，言語 23/26，視空間 16/16），RCPM 30/36
《記憶》RBMT 標準プロフィール点（SPS）22/24
《視覚認知》ROCFT 模写 33/36，
《言語》WAB 失語指数 84.9，自発語 15/20，話し言葉理解 10/10，復唱 8.5/10，呼称 9/10，読み 8.4/10，書字 8.2/10，行為 10/10，構成 8.7/10

　症例6と同様に非言語性知能検査のRCPMは年齢相応で問題なく，病識も保たれていた．HDS-R では満点だが，MMSE では復唱などが悪く HDS-R より点数が低くなっていた．ACE-R で流暢性以外の項

目に失点がみられるものの，その後のフォローでは満点で，問題は流暢性にほぼ限局していたが，時間制限がなければ語想起は保たれていた．発語の流暢性は障害されており，喚語困難が目立ち，助詞の省略など文法の異常を認めていた．PNFA と診断した．

【神経心理検査の継続評価（X 年→X＋1 年）】
MMSE 28→30/30，ACE-R 81→93/100，WMS-R 注意集中力 88→95，遅延再生 112→112，WAB 失語指数 84.9→93.7，復唱 5.4→6.4/10，呼称 2.5→0.3/10，読み 5.9→3.3/10

その後 2 年の経過でも単純労働作業や日常生活に大きな問題はなかったが，言葉による意思疎通は時間の推移と共に徐々に困難になった．

E. 行動障害が目立つ認知症

症例 7 70 代前半左利き男性　元会社員　教育歴 16 年
【主　訴】（家族から）「薬を管理できず，同じことにこだわるようになった」
【既往歴】高血圧，糖尿病，脂質異常症，心房細動
【生活歴】喫煙歴あり．
【現病歴】
　人望もあり社会人運動部の主将も勤めていたが，X-6 年些細なことで同僚と喧嘩になり部を辞め，仕事も辞めた．X-2 年，時間に強くこだわり始めた．X-1 年，日中テレビしか見なくなった．年 5 kg 減量．同年服薬管理困難で近医受診．話したいことを話し続け脱抑制的で感情の起伏も激しい．X 年，家族と紹介受診．

病歴から常同行動，脱抑制，食行動の変化，自発性の低下が疑われた．また家族と来院して診察中にも診察室からの立ち去り行動を認めた．

> 【初診時神経心理検査】
> 《全般》MMSE 22/30，HDS-R 25/30，MoCA-J 13/30，ACE-R
>   72/100
> 《注意・遂行》FAB 11/18，TMT A 62秒（誤2，未遂0），B 133秒
> （誤2，未遂0），WCST獲得カテゴリー数　1回目1，2回目3
> 《記憶》WMS-R 意味性記憶92，視覚性記憶119，一般的記憶101，
>   注意/集中95，遅延再生100
> 《精神機能》SDS 50/80，AS 24/24

　　FABは11点でTMTはいずれも完遂したが，順番に数字を結ぶ簡単なAでも誤りがみられたのが特徴である．WCSTはカテゴリー達成が困難で，直前の誤反応を続けるネルソン型保続が顕著だった．近時記憶の項目が低下していたが，日常生活の健忘エピソードは乏しく，WMS-Rで注意集中が記憶より低下していることもあり，記憶の前段階として注意障害が影響していると考えた．bvFTDと診断したが，立ち去り行動が病初期に出現することは少ないことから部や仕事を辞めた60代の発症が疑われた．

5.　最近の研究

　　認知症研究では他の神経変性疾患と同様，蛋白構造異常を中心とした病理学的検討をもとに疾患の再構築が行われている．結果的に臨床と病理診断が合致しないことも多い．例えばADと診断しても，剖検でアミロイド病理を認めない神経原線維変化型老年認知症（neuro-fibrillary tangle predominant dementia: NFTD）や嗜銀顆粒性認知症（argyrophilic grain dementia: AGD）と診断されることもある．近年ではLimbic-predominant age-related TDP-43 encephalopathy（LATE）も従来のAlzheimer型認知症と類似した症状を示すことで話題になっている．また，前頭側頭型認知症は概念の変遷があるが，変性部位に基づく疾患群であり，病理学的な蓄積物質の種類は問わない．臨床診断と病理診断の乖離に対し，臨床側は剖検後の病理診断にフィードバックできるように病歴や神経心理検査の推移を記録すべきだろう．しかし現在の医療保険制度下で

は同一患者の長期フォローは困難で，個人情報取り扱いを含め診療情報を
どう集約すべきか課題も多い．

　さらに診断基準から各認知症は排他的に診断されるが，実際には必ずし
も教科書通りではない．高齢者には血管病変が背景にあることも多く，
ADとDLBの病理の混在も珍しくない．重複病理は臨床診断の上で常に念
頭におくべきである．

　今後，異常蛋白に特異的に結合するPETリガンドの開発が進むと画像
診断による認知症診断の精度が上がることが期待されるが，本邦の実臨床
では医療経済的側面から画像診断のウエイトは徐々に下がると予想され，
逆に古典的な臨床神経学や神経心理学的評価から病巣を予測する能力が再
度見直される時代となるだろう．また，認知症治療薬の開発，臨床試験に
際しては，治療効果を判断するための感度の高い心理検査が重要な役割を
はたす．認知症の日常臨床における診断・評価から，臨床試験・先端研究
に至るまで，神経心理学的検査には重要な役割がある．

【文献】
1) World Health Organization. International Statistical Classification of Diseases and Related Healthy Problems. 10th Revision. Geneva: World Health Organization; 1993.
2) McKhann GM, Knopman DS, et al. The diagnosis of dementia due to⋯. 2011; 7: 263-9.
3) Sasai T, Matsuura M, Wing YK, et al. Validation of the Japanese version of the REM sleep behavior disorder questionnaire（RBDQ-JP）. Sleep Med. 2012; 13: 913-8.
4) 鈴木圭輔，宮本雅之，平田幸一．高齢者睡眠障害の特徴とその対策．日内会誌．2014; 103: 1885-95.
5) 吉村貴子，他．Clock Drawing Test（CDT）の評価法に関する臨床的検討．高次脳機能研究．2008; 28: 361-72.
6) Tatemichi TK, Desmond DW, Prohovnik I. Strategic infarcts in vascular dementia. A clinical and brain imaging experience. Arzneimittelforschung. 1995; 45: 371-85.

〈津本　学，小林俊輔〉

Chapter 14
脳梁離断症候群

Key Words
脳梁離断症候群，脳梁，左手の失行，左手の失書，
左視野の失読，dichotic listening

脳梁離断症候群の評価法

ベッドサイド
1. 左手の触覚性呼称障害
   閉眼下で左手の触覚情報をたよりに物品（歯ブラシや鍵など）を呼称させる
2. 左手の失書
   左手書字で錯書がないか評価を行う．左手での模写も同時に検査する
3. 左手の失行
   "兵隊の敬礼"や"歯ブラシ"や"金槌"などを使う身振りについて左右手で比較する
4. 右手の構成障害
   図形の模写や"キツネの手"などの手指パターンの模倣を左右手で比較する
5. 交叉触点定位の障害，手指パターンの左右伝達障害
   感覚情報の両手間伝達を評価する簡易スクリーニング検査（詳細は本文参照）

▶付録 DATA 14-01a ▶付録 DATA 14-02a ▶付録 DATA 14-02b
▶付録 DATA 14-03a ▶付録 DATA 14-03b

検査室
1. 左視野の失読・呼称障害
   PC やタキストスコープを用い一側視野へ文字や線画を瞬間呈示し読字・呼称させる
2. 左耳の言語音消去現象
   左右耳に同時に異なる聴覚刺激を呈示する両耳分離聴能検査（dichotic listening）を行う
3. 右手の半側空間無視
   BIT 行動無視検査などの成績を左右手で比較する

1. はじめに

　左大脳が大きく傷つくと，失語症により患者は言葉を失いすっかり寡黙になってしまう．一方で，右半球が大きく傷つくと，左半側空間無視や病態失認のため，左麻痺に無頓着で左側の食事を平気で残す．このような患者をみていると，外見はほとんど変わらない左右の大脳が，いかに異質なものであるかを強く実感させられる．そんな性格の異なる左右半球の連絡を行っている大脳交連線維の中でも，脳梁は 2 億本以上の神経線維からなる最大の線維として知られている．左右大脳の要でもある脳梁が損傷されると，これまで綿密に連携をとっていた左右の大脳半球は孤立して機能することとなり，その結果様々な特異な症候，すなわち"脳梁離断症候群"を呈することが知られている．

　日常臨床で脳梁が単独で障害された症例に出会うことは稀であるため，脳梁離断症候群といわれてもマニアックな印象を多くの読者はもつかもしれない．しかし，脳梁離断症候群について理解することは，神経心理学の基本原理の一つである"大脳機能局在"についての知識を整理することにつながり，さらに症例を実際に診察し，左右手の異なる挙動や患者の反応を目の当たりすると，「意識とは何か」という自然科学の大きなテーマについて多くのことを考えさせられる．

　本章では，脳梁離断症候群について，その機序や評価法を中心に解説を行う．

2. 症状の概念，分類，病巣対応，症状を起こす疾患

A. 症状の概念

　脳梁が障害されると，左右の大脳の連携がうまく行えない．これは非常に深刻な問題のように思えるが，不思議なことに患者自身は症状を自覚していないことが多く，通常の診察では見逃されることも少なくない．そこで，正しく病態を評価するためには，わずかな訴えや病変部位から脳梁離断症状を疑うことと，適切な診察を行うための正しい知識や技術を身につけることが必要となる．しかし，一言で脳梁離断症候群と言っても，症候は多彩であり，多くの読者は左右手，左右半球を考えているうちに頭が混乱し自分が"左右失認"のような状態になってしまう．そこで，脳梁離断症候群をすっきり理解するために次の3点，すなわち，**①左半球は言語・行為が優位であること**，**②右半球は視空間認知・相貌認知・構成能力が優位であること**，**③情報が一側視野/上肢から同側大脳へ至るには脳梁を介する必要があること**をまず念頭におくとよい．①，②はいわゆる大脳側性化（右利き者の場合）であり理解は容易であろう．③については 図1 を見ていただきたい．例えば左視野から同側の左半球へ視覚情報が到達するためには「左視野→視交叉→右後頭葉→**脳梁**→左半球」のように脳梁を介す

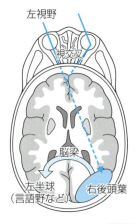
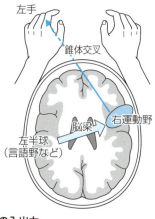

図1 同側半球への入出力

る必要があるということである．出力についても同様で，例えば左大脳から同側の左手に情報を送る場合「左半球→**脳梁**→右運動野→錐体交叉→左手」のように脳梁が必要となる．つまり，①〜③をまとめると，"**左手/左視野と言語・行為中枢（左大脳），右手/右視野と視空間中枢（右大脳）を連絡するには脳梁が必要**"ということになる．したがって脳梁が障害されると，例えば左手・左視野での言語操作が困難となる 図2．

病巣部位を考える上では，脳梁の最低限の解剖について理解する必要がある．脳梁は前方から，吻部 rostrum，膝部 genu，幹部 truncus（前部，後部），膨大部 splenium に分類され，吻部と膝部，幹前部は左右の前頭葉を，幹後部は頭頂・側頭葉を，膨大部は上頭頂小葉，側頭葉の一部と後頭葉を連絡していることが示されている．これは概ね大脳皮質の分布

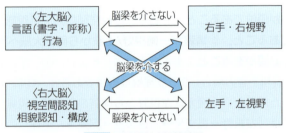

図2 脳梁離断症候簡略図

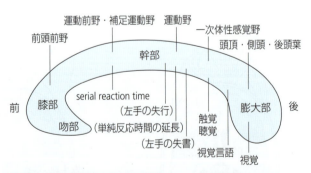

図3 脳梁の各部位と症候の関係（Heilman MDKM, et al. Clinical Neuropsychology: OUP USA; 2011 より一部改変）
上段は各部位と連絡をもつ大脳部位．下段は伝達する情報と同部位の障害で生じる症候（カッコで記載）．
前端部は吻部，前方に屈曲している部分は膝部，水平な部分を幹部（体部），後方の膨らんでいる部分を膨大部とよぶ．

に対応して配列していることがわかり，症候と病巣の対応を考える上で重要となる[1] 図3．

B. 症状の分類と病巣対応 ……………………………………………

　本章では，脳梁離断症候群を，A．左右差のある機能の障害，B．左右差のない機能の障害，C．左右半球の相互制御の障害の3つに大別しそれぞれの症候の解説を行う 表1 [2]．

　Aは，言語や行為，視空間認知などについての障害であり，Bは単純な感覚や運動など左右半球に均等に備わっている機能についての障害である．Cは一側大脳が対側大脳を抑制している機能について，脳梁損傷によって抑制が外れ機能が開放されることで生じる症候である．

1）左右差のある機能についての障害 表1-A

① 優位半球への入力障害

▶左視野の失読・呼称障害

　文字や絵を左視野のみに瞬間呈示すると，右後頭葉へ到達した視覚情報が脳梁損傷のため左半球の言語野へ到達できず，読字や絵の呼称ができない 図4．両視野に異なる視覚刺激を瞬間呈示すると，左視野の刺激についてのみ呼称ができない．検査に先立って，同名性半盲や視野欠損がないことを確認する必要がある．

　一側視野のみに適切に視覚刺激を与えるには，眼球運動による固視点の移動を制御しなければならないが，そのためには眼球運動が生じる前に視

表1 脳梁離断症候群

A．左右差のある機能の障害
- 左半球への入力障害
  左視野の失読・呼称障害，左手の触覚性呼称障害，左耳の言語音消去現象
- 左半球からの出力障害
  左手の失書，左手の失行（脳梁性失行）
- 右半球への入力障害，出力障害
  右視野の相貌認知障害，右手の構成障害，右手の半側空間無視

B．左右差のない機能の障害
  左右視野刺激・触覚刺激の異同判断の障害，交叉触点定位の障害
  手指パターンの左右伝達障害（disturbance of cross-replication of hand posture）など

C．左右半球の相互制御の障害
  拮抗失行，道具の強迫的使用，意図の抗争など

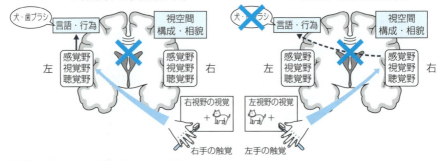

図4 優位半球(左半球)への入力障害
1. 右視野への視覚刺激や右手の触覚刺激は,左視野・感覚野に情報が到達した後,同側半球内の言語野に伝達することで呼称が可能となる(この経路に脳梁は関与しない).
2. 左視野への視覚刺激や左手の触覚刺激は,右視野・感覚野に情報が到達した後,脳梁を介して対側半球内の言語野に伝達することで呼称が可能となる.したがって,脳梁が障害されると,左視野の失読や左手の触覚性呼称障害が生じる.

覚刺激を消してしまえばよい.一般的に衝動性眼球運動の潜時は180 msとされているため,一側視野(黄斑より外側)に150 ms以下のスパンで瞬間呈示を行うことで眼球運動の影響を無視できるとされる.以前はタキストスコープ(瞬間露出器)などの大掛かりな装置が必要であったが,近年ではパーソナルコンピュータを用いて比較的簡単に視覚刺激を作成・呈示することが可能となっている(筆者はPsychoPyやE-Primeなどのソフトを用いている).

左視野の失読・呼称障害は脳梁膨大部損傷で生じやすいとされているが,特に脳梁膨大部の前方から中部が呼称障害を,後腹側部が失読に関連すると考察されている[3].

▶左手の触覚性呼称障害・左手の触覚性失読

閉眼させ,触覚をたよりに物品(歯ブラシや鍵など)を呼称させると,右手で触れた場合は呼称できるが,左手で触れた場合は呼称できない(左手の触覚性呼称障害).凹凸をつけた文字盤を用いて閉眼下で触覚性読字をさせると,右手では読めるにもかかわらず左手では読めない(左手の触覚性失読).

これは,左手から右半球に到達した触覚情報が,脳梁を介して左半球の言語野へ到達できないためと説明される 図4.一方,触覚情報は右半球までは到達しているため,左手を用いて複数物品の中から対象を選択するこ

とはできる．それにもかかわらず，左手がなぜその対象を選んだのかを言葉で説明することはできない．左手に単純な感覚障害がないことを事前に確認し，物品を呈示する際に触覚以外の感覚情報（鍵がこすれる音など）を与えないよう十分配慮する．左右の側頭頭頂葉を連絡する脳梁幹後半部が責任病変とされている[4]．

▶左耳刺激の言語音消去現象

一側耳からの聴覚入力は両側大脳半球へ投射するが，両耳に同時に聴覚刺激を与えると，同側刺激が抑制され一側耳からの情報の殆どは対側半球に到達することが知られている．

脳梁離断患者の左右耳に同時に異なる聴覚刺激を呈示する両耳分離聴能検査（dichotic listening）を行うと，左耳から入力した語音が報告できなくなる 図5．これは，左耳から右聴覚野に到達した情報が，言語野にアクセスできないためと説明される．両耳分離聴能検査は，簡易なものであれば音楽ファイル編集ソフトを用いて比較的容易に課題を作成できる．検査に先立ち，聴力に問題がないことを純音聴力検査などで確認しておく必要がある．責任病巣は脳梁膨大部から幹部後端とされる．

② **優位半球からの出力障害**

▶左手の失書

右手では書字が可能であるにもかかわらず，左手で正しく書字ができない．右手利きであっても通常は左手である程度のまとまった文字を書くことができる．しかし，脳梁損傷例では，左半球の言語中枢が右運動野へア

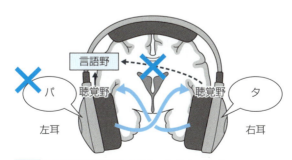

図5 両耳分離聴能検査（dichotic listening）
両耳にそれぞれ異なる語音を呈示すると，左耳からの語音を認知できない．
呈示する語音としては，単音節（パ，タ，カ，バ，ダ，ガ）が多いが，その他，数字や単語なども用いられる．

クセスできないため，左手で錯書や無意味反応を示す 図6．左右手それぞれを用いて，文字・単語・文章・図形の書き取りや写字を行わせ，写字や図形描画も障害されていれば失書というよりも，後述の失行性要素が強いと考える．脳梁幹後半から膨大部にかけての損傷で生じるとされる．

▶左手の失行（脳梁性失行 callosal apraxia）

脳梁損傷では左上下肢のみに失行を生じることがある．具体的には，"兵隊の敬礼"や"歯ブラシ"や"金槌"を使う身振りなどの習得しているはずの動作が，左手で上手く行えなくなってしまう．これは左半球に"行為の中枢"が存在し，その情報が右運動野へ到達できないためと考えられている．多くの例では，言語命令，模倣，実物品の使用それぞれが障害されるが[5]，模倣や実物品使用は保たれ，口頭指示に対してのみ障害を有する例も報告されている[6]．この場合，言語野へ入力された情報が右半球運動野へ転送されないために生じたと解釈される．脳梁幹部の中1/3あるいは後端を除く後半部の損傷が重要とされる[5]．

③ 劣位半球への入力障害・劣位半球からの出力障害

▶右視野の形態認知や相貌認知障害

右視野に瞬間呈示した図形や相貌の認知成績が，左視野刺激に比べ悪くなる．例えば，無意味な形態を3〜4個くらいの破片に分解し，これを右視野へ視覚呈示して，その後全体像を右手で対応させる[7,8]．これがうまく

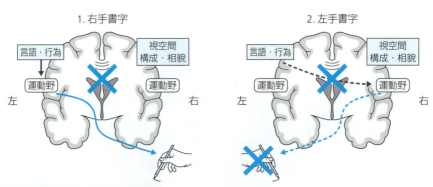

図6 優位半球からの出力障害
1. 右手で書字を行う場合，言語野から左運動野へ情報が伝達し，錐体交叉を通り右手へ運動命令が伝わる（この経路に脳梁は関与しない）．
2. 左手の書字については，言語野から脳梁を介して右運動野へ情報が伝達し，錐体交叉を通り左手へ運動命令が伝わる．したがって，脳梁が障害されると左手の失書が生じる．同様の機序により，左手の失行が生じる．

できないのは，左後頭葉へ到達した視覚情報が，視空間・相貌認知に優位な右半球へアクセスできないためと説明される．

▶右手の構成障害

立方体の模写，積み木やブロックを組み立てる（コース立方体試験やWAIS-Ⅲの積み木課題）などの組み合わせ課題が右手でできない．手指のパターン模倣（キツネの手など）も構成障害の有無と関連することが知られており，簡易検査として有用である．

発現機序としては，構成能力が優れた右半球の情報が左運動野へ到達しないためと考えられている．脳梁幹部の障害で生じることが多いとされる．

▶右手の半側空間無視（脳梁性無視 callosal neglect）

右手で図形模写や線分抹消試験，線分二等分試験を行うと左半側空間無視が生じる．方向性注意能力が優れた右半球から左運動野へのアクセスが障害されることによるとされる．左手で検査を行う際には半側空間無視が生じないことが重要となる．脳梁幹部の広範な損傷で生じた例が本邦より報告されている[9,10]．

2）左右差のない機能の障害 表1-B

左右半球それぞれに与えた感覚情報の異同判断や，一側半球に入力した情報の対側半球からの出力ができなくなる．例えば，一側の手で物品を触らせ対側の手で同じ物品を触覚のみで選択させる触覚性物品選択課題や，患者の一側の手指（例えば左小指）に検者が触れ，対側母指（例えば右母指）を用いてどの指に触れたか指示させる交叉触点定位（crossed-point localization，図7），閉眼下で一側手指にある姿勢を取らせ対側手指で同じ姿勢をとらせる課題（cross-replication of hand postures，図8）などが障害される．

その他，感覚と運動の連合を評価する検査として，一側視野に視覚刺激が出現した際に，一側上肢で可能な限り早くボタンを押すという単純反応時間（simple reaction time: SRT）も知られている．健常者でも刺激と同側肢でボタンを押す（非交叉条件）ほうが，刺激の対側肢で押す条件（交叉条件）に比べ3〜4 ms 早いことが知られており，この差は脳梁を介するために要した時間と考えられている．脳梁離断患者ではこれが30〜60 msに延長することが知られている[11,12]．

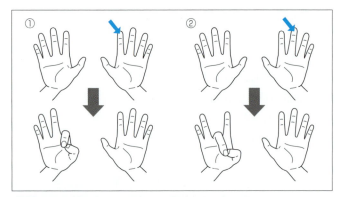

図7 交叉触点定位（crossed-point localization）
閉眼している患者の一側の手指に検者が触れ，対側母指でどの指に触れたか定位させる．
①は左示指，②は左中指に検者が触れた場合の正答例．コントロール課題として，触れられた指を同側母指で定位させる同側定位検査も施行する．脳梁離断患者では，コントロール課題は正答可能だが，交叉条件で障害が見られる．

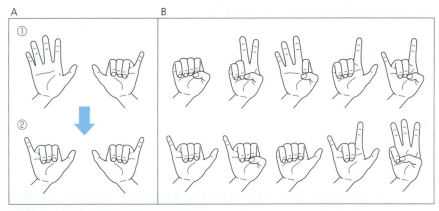

図8 cross-replication of hand postures
A．閉眼している患者の一側手で，検者がある指の形を作る（①）．次に，対側手で同じ姿勢をとらせる（②）．コントロール課題として，同じ手で再び同じ形が作れるかも調べる必要がある．B．言語による代償を防ぐため，言語化しにくいパターン（下段）も用いる必要がある（田中康文．Modern Physician．2001[13]）より改変）．

3) 左右半球の相互制御の障害 表1-C

脳梁離断術後の患者に左右肢を使う動作を行わせると，習熟した動作であれば可能であるが，新規の動作は両上肢が同期しないため困難になることがわかっている．こうした左右肢の運動調整障害として，拮抗性失行や道具の強迫的使用などが知られている．

▶他人の手徴候

視覚情報なしに左手を右手で触ると自身の手であることに気づかない現象を"*signe de la main étrabgère* (strange hand sign)"と報告したのが最初であったが[14]，今日では一側上肢が他人の手のように非協力的に振る舞う現象として扱われることが多くなった．後述する拮抗失行や道具の強迫的使用などもこれに含まれ，脳梁損傷との関連が示唆されている．

▶拮抗失行（diagonistic apraxia）

右手あるいは両手の意図的な動作に際して，左手が目的と反対の動作や無関係な動作を行ってしまう現象．例えば右手で服を着ると左手が脱がし，右手がドアを開けると左手がこれを閉じてしまうなどの行為が報告されている[15]．左手に生じる異常動作が右手と拮抗することが特徴であるが[16]，右手と同一の異常行動や無関係動作を含める立場もあり，研究者間でも意見は一致していない．責任病巣は確定していないが，おそらく脳梁の前方部が関与すると予測されている[17]．

▶道具の強迫的使用（compulsive manipulation of tools）

眼前に置かれた物を意図に反して右手で強迫的に使用してしまう現象．左手は意思を反映してこの動作を抑えようとし，開始された行為は左手による抑制が成功するまで続く．右手には必ず強い把握反射や本能性把握反応を伴っている．

本症候は前部帯状回，補足運動野を含む左前頭葉内側と脳梁膝部の病巣で生じ，左半球の道具使用のプログラムが，脳梁と同側前頭葉内側の障害により，両側性に抑制が解除されたことで生じると考えられている[18]．つまり，学習された運動パターンが解放されるということであり，病的把握現象の延長線上にあると理解される[19]．

一方，利用行動（utilization behavior）[20]も道具使用に関しての症候であるが，こちらは眼前に置かれた道具を両手でなんとなく使用してしまうという現象で，両側前頭葉損傷による外的環境に対する被影響性の表れである．強迫性はなく命令による抑制が可能である点などが道具の強迫的使

用と異なる[18,19]．

▶ **意図の抗争（conflict of intensions）**

全身を用いる行為に際して，その意図とは拮抗する意図が出現して本来の行為ができなくなることをいう．椅子から立ち上がった直後に座りたい衝動を感じて座り直す，風呂に入ろうという気持ちとトイレに行こうという気持ちが一度に出てきて洗面器を持ってトイレに行ってしまうなどが報告されている[21]．Nishikawaらの検討によると，少なくとも脳梁体部の後方半分に病変を有し，脳梁損傷の後数週間を経て出現し，患者の自発的行動に際して出現するとされる．複数の意図の葛藤を自覚していることもあるという[21]．

C. 症状を起こす疾患

以前は，難治性てんかんの外科的治療として脳梁離断術が多く行われ，手術により脳梁が切除された"分離脳（split brain）"患者を対象とした研究が広く行われていたが，近年では脳梁離断術の件数は減っており，実際に典型的な脳梁離断症候群を呈した患者に出会う機会はきわめて少ない．しかし，稀ではあるが，脳卒中や脳腫瘍，外傷性脳損傷，多発性硬化症で，脳梁のみが損傷されることもあり，その他，Marchiafava-Bignami病（マルキアファーヴァ-ビニャミ病と読む）という，主にアルコール多飲者や低栄養患者に生じる，脳梁の脱髄壊死を特徴とした疾患も知られている[22]．

3. 症候の実際

筆者が実際に経験した，多彩な脳梁離断症候を呈した症例を紹介する．

症例1　60歳右利き女性　利き手矯正歴なし　家族歴なし
【既往】
糖尿病．高血圧（いずれもコントロールは良好で，アルコール多飲歴なし）
前日夜からのふらつきと呂律の回りにくさを主訴に受診．診察上，軽度の見当識障害と思考緩慢，ゆっくりとした構音，わずかな左上肢の動かしにくさと歩行時のふらつき以外には，視野や眼球運動を含め

た脳神経系，運動・感覚機能に異常は認めなかった．しかし，脳MRIで脳梁に異常所見を認めたため 図9A，脳卒中の疑いで緊急入院となった．

入院約1〜2週間後に施行した神経心理学的検査の結果，左手の失書 図9B，左手の失行（兵隊の敬礼▶顔の横で母指を立てる，金槌で釘を打つ身振り▶顔の横で歯ブラシのように左手を動かす），左視野の失読・呼称障害，左手の触覚性呼称障害，左耳の言語音消去現象，右手の左半側空間無視 図9C，交叉触点定位の障害，手指パターンの左右伝達障害，交叉性視覚性運動失調など，多彩な脳梁離断症候が明らかとなった．一方で，他人の手徴候などの左右半球の相互制御の障害は認めず，患者自身としては「左手が少し動かしにくい」程度に

14 脳梁離断症候群

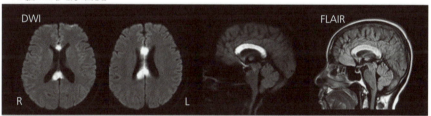

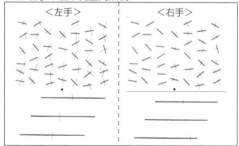

図9 多彩な脳梁離断症候を呈した60歳女性例
急性発症のふらつきを主訴に受診した60歳女性．原因は不明であるが，おそらく脱髄によると思われる広範な脳梁障害を呈した．
A：MRIでは脳梁膝部から膨大部にかけてFLAIR・DWIで高信号を呈し，一部腫脹を認めていた．
B：左手の失書例．右手の書字や左手の模写は比較的良好であった．
C：右手の左半側空間無視例．左手でBIT行動無視検査を行うと，無視は認めなかった．しかし右手では明らかな左半側空間無視のパターンを呈した．

しか症状を自覚していなかった.

　急性発症ではあったが，脳 MRA や CT angiography で前大脳動脈領域の閉塞や狭窄を認めなかったこと，病巣が脳梁に限局していたことから，本例は脳血管障害というより，Marchiafava-Bignami 病などの脱髄病変であったと考察した (しかし，Marchiafava-Bignami 病の原因となるようなアルコール多飲や低栄養は認めず，診断確定には至らなかった).

　左手の失行など一部の症状は残存したが，左視野の失読・呼称障害，右手の半側空間無視，歩行障害などは改善し，発症約 2 カ月で自宅退院となった.

4. 最近の研究

　脳梁離断による特異な症候を観察すると，あたかも 1 人の人間に，右脳と左脳という 2 つの意識があるようにもみえてくる. しかし，前述の症例もそうであったように，脳梁損傷をもつ患者の多くは，複数の意識を自覚することはなく，特殊な診察や検査装置を用いて初めて 2 つの意識の存在が垣間見える. 脳梁離断術を受けた患者は，左視野の文字を読むことができなければ，左視野にある対象が何なのか述べることもできない. それにも関わらず，調子を尋ねると「快調です」との答えが返ってくる. なぜだろうか？

　この点については，分離脳研究の第一人者である Gazzaniga の考えを紹介する. 彼らはある分離脳症例 P. S. の右視野（左半球）にニワトリの足の絵を，左視野（右半球）に雪景色の絵を呈示し，つづいて患者の両視野に複数枚の絵を呈示して，前に見た絵と関連するものを選択させた 図10. すると，左手は雪景色に対応するショベルの絵を，右手はニワトリを選択した. ここまでは予想通りであった. しかし，それらの絵を選んだ理由を尋ねたところ，「簡単なことですよ. ニワトリの足だからニワトリを選び，ニワトリ小屋の掃除にはショベルを使いますからね」と即答したという[23,24]. つまり，左脳はなぜ左手（右半球）がショベルの絵を選んだかわからないまま，無理やり文脈に当てはめて結果を解釈したのである. Gazzaniga は，このように入力情報を基に状況と矛盾しないストー

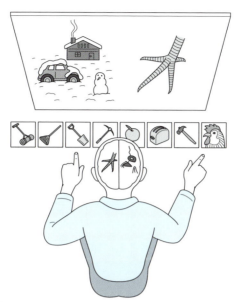

図 10 Gazzaniga らの実験 (Gazzaniga MS, 他. 二つの脳と一つの心: 左右半球と認知. 京都: ミネルヴァ書房; 1980)
ガザニガらによる症例 P. S. の検討（詳細は本文を参照）.

リーを組み立てる左半球で行われるプロセスを「インタープリター（解釈装置）」と名づけた[24]. Gazzaniga は，意識を"複数のサブシステムが機能するモジュール構造"と考えている. すなわち，"意識の中枢"ともいうべき単一の中枢があるのではなく，また右脳と左脳のように意識が2つに分離しているわけでもなく，意識は専門の能力を有する複数のモジュールから創発的に生じる感覚と考えている. そして，分散したプロセスから生成されたものを，左脳のインタープリターモジュールが大胆に統合することで，我々の自己意識は，筋の通った一本の流れとして瞬間瞬間よどみなく自然に流れているように感じるというのだ[25]. 脳梁切断術により左右の脳が切り離されたとしても，左半球のインタープリターが機能することで，意識の統合性は失われない. 一方で，分離脳患者でみられる意識の"2重性"に根本的な疑問を投げかける症例も近年報告されており[26]，脳梁と意識の問題は今後見直しが迫られるかもしれない.

5. おわりに

　本章では，脳梁損傷でみられる症候について概説を行った．前述の通り，脳梁すべてを切除した分離脳患者は近年では少なく，典型的な脳梁離断症候を呈する症例に出会うことは稀であろう．また，脳卒中や外傷では，脳梁以外にも障害が及んでいることがほとんどであり，てんかんや脳腫瘍，脳動静脈奇形など比較的緩徐に進行する疾患では，脳の側性化や機能局在が健常人とは異なっている可能性もあり，教科書通りの症候がみられないことも少なくない．さらに，今回紹介しきれなかった脳梁離断症候，例えば交叉性視覚性運動失調や左手の交叉性逃避反応なども知られており，初学者にとっては非常にややこしい領域であることは間違いない．しかし，神経心理学のエッセンスが詰まった大切な分野でもあるため，なんとか頭を整理して理解をしていただきたい．

【文献】

1) Heilman MDKM, Valenstein E. Clinical Neuropsychology: OUP USA; 2011.
2) 東山雄一，田中章景．【脳梁を再検討する】脳梁損傷の症候　失行以外について．神経内科．2015; 82: 288-96.
3) Suzuki K, Yamadori A, Endo K, et al. Dissociation of letter and picture naming resulting from callosal disconnection. Neurology. 1998; 51: 1390-4.
4) Ihori N, Kawamura M, Fukuzawa K, et al. Somesthetic disconnection syndromes in patients with callosal lesions. Eur Neurol. 2000; 44: 65-71.
5) 板東充秋．【脳梁を再検討する】脳梁損傷の症状　失行を中心に．神経内科．2015; 82: 280-7.
6) Geschwind N, Kaplan E. A human cerebral deconnection syndrome. A preliminary report. Neurology. 1962; 12: 675-85.
7) Nebes RD. Superiority of the minor hemisphere in commissurotomized man for the perception of part-whole relations. Cortex. 1971; 7: 333-49.
8) Nebes RD. Dominance of the minor hemisphere in commissurotomized man on a test of figural unification. Brain. 1972; 95: 633-8.
9) Kashiwagi A, Kashiwagi T, Nishikawa T, et al. Hemispatial neglect in a patient with callosal infarction. Brain. 1990; 113 (Pt 4): 1005-23.
10) 柏木あさ子，柏木敏宏，西川　隆，他．半側空間無視の機序をめぐって　脳梁離断の視点から．失語症研究．1994; 14: 105-12.
11) Clarke JM, Zaidel E. Simple reaction times to lateralized light flashes. Varieties of interhemispheric communication routes. Brain. 1989; 112 (Pt 4): 849-70.
12) Marzi CA, Bisiacchi P, Nicoletti R. Is interhemispheric transfer of visuomotor information asymmetric? Evidence from a meta-analysis. Neuropsychologia. 1991; 29: 1163-77.
13) 田中康文．【高次神経機能障害実践入門　小児から老人，診断からリハビリテーショ

ン，福祉まで】行為・認知機能障害とリハビリテーション　脳梁の症状．Modern Physician. 2001; 21: 300-7.

14) Brion S, Jedynak CP. Disorders of interhemispheric transfer（callosal disonnection）. 3 cases of tumor of the corpus callosum. The strange hand sign. Rev Neurol（Paris）. 1972; 126: 257-66.

15) Akelaitis AJ. Sudies on the corpus callosum. 4. Diagonistic dyspraxia in epileptics following partial and complete section of the corpus callosum. American Journal of Psychiatry. 1945; 101: 594-9.

16) 福井俊哉．【高次脳機能障害のすべて】高次脳機能障害各論　把握現象，行動障害　Alien hand と呼ばれるさまざまな症候．神経内科. 2008; 68（Suppl. 5）: 331-40.

17) 平山惠造，田川皓一．脳血管障害と神経心理学．東京: 医学書院; 2013.

18) 森　悦朗，山鳥　重．左前頭葉損傷による病的現象　道具の強迫的使用と病的把握現象との関連について．臨床神経学. 1982; 22: 329-35.

19) 森　悦朗．【高次脳機能障害のすべて】高次脳機能障害各論　把握現象，行動障害　道具の強迫的使用．神経内科. 2008; 68（Suppl. 5）: 327-30.

20) Lhermitte F. 'Utilization behaviour' and its relation to lesions of the frontal lobes. Brain. 1983; 106（Pt 2）: 237-55.

21) Nishikawa T, Okuda J, Mizuta I, et al. Conflict of intentions due to callosal disconnection. J Neurol Neurosurg Psychiatry. 2001; 71: 462-71.

22) 黒田岳志．【神経内科診療のギモン】脱髄性疾患　マルキアファーヴァ・ビニャミ病の画像診断について教えてください．Modern Physician. 2015; 35: 540-2.

23) Gazzaniga MS, LeDoux JE, 柏原恵竜．二つの脳と一つの心: 左右半球と認知．京都: ミネルヴァ書房; 1980.

24) Gazzaniga MS. Organization of the human brain. Science. 1989; 245: 947-52.

25) ガザニガマイケル S. "わたし" はどこにあるのか: ガザニガ脳科学講義．京都: 紀伊國屋書店; 2014.

26) Pinto Y, Neville DA, Otten M, et al. Split brain: divided perception but undivided consciousness. Brain. 2017; 140: 1231-7.

〈東山雄一，田中章景〉

Chapter 15
前頭葉症候群

Key Words
背外側部，内側部，眼窩部，遂行機能，ワーキングメモリー，解放現象，社会性，モラル

前頭葉症候群の評価法

ベッドサイド
1. FAB
2. 流暢性課題
3. 把握現象

検査室
1. 遂行機能障害症候群の行動評価（BADS）
2. ウィスコンシンカード分類検査（WCST）
3. TMT
4. Stroop Test

> 付録 DATA 15-01

1. 両側前頭前野損傷例の特徴

　前頭葉は大脳皮質の約 1/3 を占めるが，その機能とは何であろうか．最初に両側前頭前野の大部分の機能が失われている症例をあげて，その特徴を明らかにしたい．

症例呈示

症例1　55歳男性　食品会社勤務

　数カ月前から複雑な作業が滞り，決められたルーチンワークしかできなくなり，さらには多くの作業で指示されないと遂行できなくなったために解雇された．精査の結果，前頭前野に脳腫瘍がみつかり，その大きさから手術適応はなく放射線治療と抗がん剤投与を行った．さらに放射線治療後による白質脳症を認めた．頭部 CT 図1左 では両側の前頭前野に大きな損傷が，^{99m}Tc-ECD による SPECT eZIS 解析 図1右 では，両側の前頭前野のほぼ全域に相対的血流量の低下が認められた．

　治療後，麻痺や感覚障害は認めず把握反射など原始反射も認めなかったが，日常生活の ADL において指示がないと全く行動できなくなった．例えば，歯磨きは全く行わず，入浴は家族が強く促して時に入ることがある程度となった．しばしば尿失禁をするものの，下着やおむつも取り替えようとしなかった．家族の指示には毎回「はい」と答えるが行動には出ずに，自らの状況を鑑みずにいつも平然としていた．食事の際にはテレビからの音や映像に気が取られてしまい，食事の動作が止まってしまった．そのため，食事の時間は食卓に仕切り板を用意して周囲の刺激を遮断するとともに，テレビはつけないようにした．着替えや整容動作の際も視覚や聴覚をはじめとする外部刺激には常に振り回されてしまった．情動は乏しく，共感したり他者の気持ちを推し量ったり感情移入することはない．就労継続支援の事業所に通所したものの，ルーチンワークである食品の袋の中身を別の袋に詰

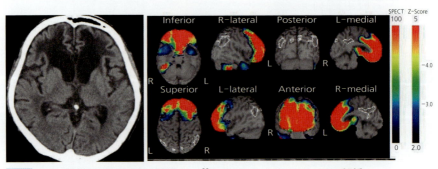

図1 両側前頭前野広範損傷例の頭部 CT，^{99m}Tc-ECD による SPECT eZIS 解析

め替える作業は指示を出し続ければ遂行できるが，しばらく指示がないと作業が続かない．特に，不良品や袋が破れるなど予期せぬ状況が起こると全く対処できずに，行動が止まってしまった．

このように，きわめて強いアパシーがあり，自らの目標はなく，計画も立てられず，日常生活を律することは全くできない状態であった．しかしその一方で，日常生活に必要な物品の使用方法は全く問題なかった．

　この症例と同様に，筆者が以前に報告した両側の前頭前野をほぼ全域損傷された症例の特徴[1]は以下のようである．極度のアパシーがあり，自ら目標や計画を立てることは不可能である．予期せぬ事態や問題が発生した際には対処できずに行動が止まってしまう．周囲からの視覚や聴覚などの刺激にはためらわずに反応してしまう．極端な場合は把握現象，視覚性探索，道具の強迫的使用など，外部環境刺激への隷属が起こる．軽度であっても作業中や食事中に周囲の刺激に気を取られやすい．情動は乏しく，共感や感情移入は困難である．意味もない常同的な行為や行動が出現する場合もある．一方で，両側前頭前野がほぼ全範囲にわたって損傷されても，日常生活上の道具の使用方法は正確である．複雑な電化製品やコンピューターゲームなども，以前に学んだことがあれば正確に遂行できる．一人で外出しても道に迷うこともない．

2. 症候の概念，病巣対応，症候を起こす疾患

A. 前頭葉は行為・行動に関わる

　上記の両側前頭前野損傷例の特徴は，前頭葉症候群の中でも最も重度のものである．**表1**からもわかるように，行為や行動に関する特徴が多い．前頭葉は基本的に行為や行動に関係し，一方で後部脳は認知や過去に学習された記憶や知識と関わる．両側前頭前野損傷例であっても過去に学習された知識の多くは保たれている．むしろ，前頭葉はそれらを目標や状況に応じてタイミングよく引き出し，組み合わせ，戦略を立て，最も効率的に，さらに自分に得になるように行為や行動を遂行させる機能がある．

　大脳の中で前頭葉が占める割合は人間が最大である．動物は人間と比較

15 前頭葉症候群

表1 両側前頭前野損傷例の特徴

1. 極度のアパシー. 自ら目標や計画を立てることは困難. 予期せぬ事態や問題が発生した際には対処できずに行動が全く取れない.
2. 常同行為が出現することもある.
3. 周囲からの視覚や聴覚などの外部刺激にはためらわずに反応してしまう.
4. 情動は乏しい.
5. 一方, 日常生活上の道具の使用方法は正確である. 道に迷うことはない.

すると単純な刺激に反応しやすく, その行動原理は本能的な欲求が主体である. 一方で人間は自動的で決まりきった行為・行動を離れ, 自律的に自らの行動を計画できる. 新たなものを作り出す創造性ももつ. これらの人間の特殊な能力は前頭葉がなければなしえないものである.

B. 背外側部, 内側部, 眼窩部にそれぞれの機能がある

前頭前野の機能を大きく分けると, 遂行機能やワーキングメモリーと関係が深い背外側部, 社会性やモラル面と関わりが強い眼窩部, 行動の開始・抑制・選択と関わる内側部に分類できる. これらそれぞれの部位は個別に働くのではなく, 前頭葉内の他の部位, 後部脳, 大脳基底核, 視床, 辺縁系などと連携して働く. しかし, いずれの部位も人間の行為・行動に関係することが前頭葉の特徴である.

C. 症候を起こす疾患

前頭葉症候群は脳血管障害と頭部外傷によるものが多い. 前大脳動脈が主に内側部や眼窩部に, 中大脳動脈が外側部に栄養を送っているために, これらの動脈の梗塞や出血によって局所的な前頭葉症候群が出現する. 前交通動脈瘤破裂によるくも膜下出血では眼窩部の損傷を起こしやすい. 頭部外傷では他の部位と比較しても前頭葉損傷の出現頻度が高い. 特に眼窩部から前頭極にかけての損傷を伴いやすい. 他にも脳腫瘍, 脳炎, 脳膿瘍, 神経梅毒などさまざまな疾患が前頭葉症候群を起こす.

前頭葉に病巣がなくとも, 前頭葉と神経連絡が強い大脳基底核, 視床(特に背内側核), あるいは前頭葉とそれらの間を連絡する白質の損傷においても前頭葉症候群は出現する.

3. 症候の実際

A. 背外側部損傷
1) 背外側部損傷例の遂行機能障害

症例2　74歳男性　会社経営者

既往歴には高血圧と糖尿病がある．数ヵ月前に突然始まったもの忘れを主訴に来院した．しかし，日常生活上で目立ったのは出来事を忘れるエピソード記憶の低下よりも，突発的なことに対応できない，複数のことを処理できないなどといった遂行機能に関連するものであった．頭部MRIでは左前頭葉背外側部に限局した陳旧性脳梗塞を認めた 図2．

本例の特徴は遂行機能障害であった．ある日の午前中に，歯医者，ガソリンスタンド，郵便局の3ヵ所に用事があった．しかし，3ヵ所を連続して回ろうと計画する頭が混乱してしまい，どのように用事を済ませばいいかわからなくなった．そのため，自宅から歯医者へ行き，歯医者での治療を済ませてから自宅に帰り，その後ガソリンスタンドへ行き，ガソリンを入れてから自宅へ帰り，最後に郵便局に行き用事を済ませなければならなかった．すなわち，複数箇所の用事では混乱してしまい，1カ所ずつ用事を済まさなければならなくなった．また，経営者であるため，しばしば仕事上でスピーチを頼まれるが，突然頼

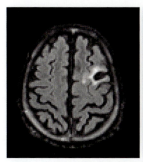 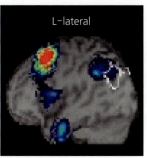

図2（左）前頭葉背外側部損傷例の頭部 MRI FLAIR 画像，
（右）^{99m}Tc-ECD による SPECT eZIS 解析

まれるとどのようにスピーチを行えばいいかわからずに立往生するようになった．結婚式のスピーチは自宅で何度も練習をするなど，予行練習を完璧にしないとならなくなった．

料理をするときは一つの料理であれば問題は生じなかったが，味噌汁と野菜炒めといった同時に2つのものを作っているときには，味噌汁を作っている際に野菜炒めに注意が向かずに野菜が焦げてしまった．以前から大型バイクの改造と修理が趣味であった．しかし，脳梗塞後はねじのゆるみを強めるなど単純な作業は可能だが，部品の取り替えなど複雑な手順の作業は困難となった．さらに，部品の取り替えのために高価な部品を買い，業者を頼んだりしても，違う部位の部品を買ってきたり，業者に目的とはさらに異なる別の部位を頼んだりと，目的と実際の行動の一貫性がなかった．

神経心理学的所見は改訂長谷川式簡易知能評価スケール（HDS-R）が27/30，ウェクスラー成人知能検査（WAIS-R）は言語性110，動作性108，全検査IQ110と良好であった．一方で遂行機能障害症候群の行動評価（BADS）は11/24（年齢補正した標準化得点は74）と，知能と比べると低下していた．

2）遂行機能障害

本症例の場合，目標は設定できるものの，目標に向けた細かい計画を立てることは困難であり，目標への一貫性も時には乏しくなり，実際の行動を効率的に行うことも困難である．以前から毎回行っている決まり切ったルーチン作業はできても，新たな行動や突発的な事態や失敗に対処することは困難である．この症状を遂行機能とワーキングメモリーの観点からみていきたい．

遂行機能はLezak（1995）の定義によると，目的をもった一連の活動を有効に成し遂げるため，自ら目標を設定し，計画を立て，実際の行動を効果的に行う能力である．臨床上で気をつけなくてはならないのは，遂行機能障害は各機能領域を超えた，「超」機能領域的であることである．すなわち，前提として，言語，行為，視覚認知，視空間認知，エピソード記憶，意味記憶，注意，意欲などといった各領域の機能は正常であることが基本である．しかし実際，遂行機能は注意や意欲などとの境界は不鮮明である

ことが少なくない．特に注意のコントロールと遂行機能は連続的である．

急性期には多くの場合に注意障害や意欲障害が合併しているため，より純粋な遂行機能は急性期を超した時期に明確になる．病棟内は保護的な環境であり，生活管理を看護師やリハビリスタッフが行っているため，遂行機能はわかりにくいかもしれない．しかし，実際に自宅に退院してから生活管理や就労ができるのか推測してみると比較的遂行機能障害はわかりやすくなる．病院内でも作業療法の場で料理などを行ってみるとわかりやすい．献立を考えられるか，料理の手順の計画が立てられるか，効率的に行えるかなど，さまざまな場面で遂行機能を測定することができる．

退院後の日常生活においては手段的日常生活活動（IADL）の場面で遂行機能を多用している．買い物，料理，銀行・郵便局・役場などの手続き，対人関係の構築，就労の際などありとあらゆる場面で必要となる機能である．遂行機能が低下すると，いくら知能検査の成績が良好であっても，社会生活は困難であることが多い．重度であると行動の目標すら立てられない．ごく軽度の遂行機能障害であっても，管理的な職種は困難である．討論の場では複数の人から発言があるだけで混乱してしまいついていけず，部署内をまとめるスケジュールも作れず，予定以外の面会が入るとどうしていいかわからなくなり，他の人との会話中に電話が入ると混乱し，予定のキャンセルや仕事の順番の変更でも混乱してしまう．

3）ワーキングメモリーの障害

ワーキングメモリーとは一時的に記憶や情報を保持してそれを処理/操作する記憶の仕組みである．特に複数の情報を同時に保持・処理・操作する場合にはワーキングメモリーを多用する．例えば，暗算をするときは複数の数や計算の過程を覚えておきながら，答えを出すために数の操作（計算）をしなくてはならない．2つの料理を並行しながら行うときや，話をしながら運転をするとき，ディスカッションやパーティーで数人の話を聞くとき，選択肢の中から最も良いものを選ぶとき，いくつかの考え方を統合して新たな考えを作るときなど，さまざまな場面でワーキングメモリーを使っている．

遂行機能とワーキングメモリーは前者が臨床上の神経心理学から目的や計画を，後者は実験心理学や動物を用いた研究から記憶や情報とその操作という点からみたものであるが，両者の能力はほぼ同じものをみている可

能性が高い[2]．遂行機能を用いる際にはワーキングメモリーが必要であり，いわば，ワーキングメモリーは遂行機能のベースとなると言えるかもしれない．

　ワーキングメモリーは後部脳損傷にても障害される．後部脳損傷であれば操作のレベルより，さらに基本的な短期記憶スパンが低下する．すなわち，数唱の順唱自体が低下したり，タッピングスパンで表されるよう視空間のスパン自体が低下したりする．一方で前頭葉背外側部の損傷では，短期記憶よりも情報の操作や複数の情報の関係性といった点に主体があると考えられる．

B．内側部損傷
1）内側部損傷例と行為/行動の開始・抑制・選択のコントロールの困難さ

症例3　51歳男性　既往歴には高血圧がある

　左前大脳動脈領域のアテローム血栓性脳梗塞にて入院加療となった．抗血栓療法を行い，当初認められた軽度の右不全麻痺は徐々に改善した．HDS-Rは27/30と認知機能は比較的良好であったが，歯磨きなどを右手から離せない強制把握が発症4カ月後まで続いた．また，発症6カ月後までボールペンなどを見ると勝手に右手に持って使ってしまい左手がそれを抑えようとする道具の強迫的使用が続いた．食事の際も皿が多数あると右手が勝手につかんでしまうので食事の動作が妨害されてしまっていた．一方で左手は同時期に脳梁性失行と拮抗失行が出現し，次第に軽減するものの発症2～3年後まで左右の手の協調運動が損なわれていた．

　本症例は発症3年後まで以下のような行為の開始・抑制・選択に問題が生じた．通常の歯ブラシと電動歯ブラシが洗面所においてある場面で，通常の歯ブラシを取ろうとしても，右手が取ろうとしなかった．一方で，歯ブラシが1つだけだと問題は生じなかった．ある時は，自分の意思に反して電動歯ブラシを取ってしまった．あるときは，右手で普通の歯ブラシを使っていたため疲れたので電動歯ブラシにしようとすると，また右手で普通の歯ブラシをつかんでしまった．本人は，似ている機能だと行為が選択しきれず，頭で悩んでしまうという．

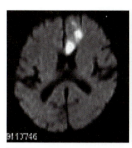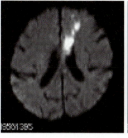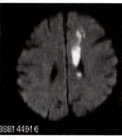

図3 前頭葉内側部損傷例の頭部MRI拡散強調画像

　風呂場では，シャンプーとリンスが並んでいると，リンスをつけるつもりであるがシャンプーを出してしまった（この行為は両手の動作であった）．妻に「そっちじゃないよ，リンスだよ」と言われると整理がついたという．電気を消す時には，右手で消して，また右手でつけてという相反する行為を3回繰り返し，ようやく消せたという．外出時は左右に分かれる道を左に行こうとしてもどちらに行っていいか迷ってしまい，右に行ってしまった．炊飯時には普段2合炊いているのを今日は2.5合にしようと意図しても，実際の行動では変えることができず，2合のまま炊いてしまった．夕食をご飯かスパゲティにするか考えて，スパゲティにすると決めても，どうしてもご飯の選択肢が頭から離れないため，スパゲティが着手できなかった．このような場合は，本人は選択肢があると迷い，2つのことを考えていると混乱するという．
　図3に前頭葉内側部損傷例の頭部MRI像を示す．

2）行為/行動の開始・抑制・選択

　前頭葉内側部損傷では，行為/行動の開始・抑制・選択に問題が生じる．類似した行為/行動の選択で拮抗する場合，脳梁離断による左右半球の情報伝達の不良による影響は排除できないが，全体的には前頭葉内側部損傷による影響が最も大きいと考えられる．前頭葉内側部は，無数の環境刺激からの惹起される多くの反応的行為/行動，あるいは自らのルーチン動作によって容易に駆動される反応的行為/行動を自覚的な意識にのぼらせない過程で調節（容認/抑制）する機能を有している．前頭葉内側部はこれら

の反応的行為を抑制することで，自律的に自らの行為/行動を行う役割があると考えられる．要するに，行為/行動を意図的に調節してその場面で最も適切な行為/行動を開始し，一方で不必要な行為/行動は抑制しているのである．

急性期には行為/行動が開始できないことがある．特に両側の損傷では最も重症である無動無言症が出現し，片側であっても上肢などを動かそうとしても動かない運動開始困難症や発話の開始困難が出現することもある．また，様々なレベルの解放現象，すなわち，把握現象，道具の強迫的使用（利用行動），模倣行為，環境依存症候群など認められる．これらの症状は前頭葉機能（主に内側部）の低下により頭頂葉を抑制する機能が障害された結果，被影響性が亢進して環境刺激に依存的になり，行為や行動が解放されると考えられている．主たる責任病巣は前頭葉内側部であるが，利用行動，模倣行為，環境依存症症候群の責任病巣は内側部のみならず前頭葉内の広範な病巣である．

把握現象とは強制把握ともよばれ，手に触れたものや視界に提示されたものを握ってしまう現象である．把握現象は，手掌を遠位方向に圧迫しながらこする触覚刺激により生ずる把握反射（grasp reflex）と，圧迫刺激なしで単に手に触れた場合や視覚提示でも生ずる本能性把握反応（instinctive grasp reaction）に分けられる．この両者はしばしば合併する．ベッドサイドでは患者は毛布やベッド柵を握りしめ放すことができずにいることがある．検者の手や腕をつかんで放さないため，寝た状態から起こせることもある．また，本能性把握反応に含まれる視覚性探索(visual groping) では，患者の前で鍵などの物品を動かすとためらいなく物品を手で追いかけ最終的に把握する．一側性の把握現象の責任病巣は前部帯状回や補足運動野といった反対側の前頭葉内側面である．

道具の強迫的使用[3]とは，右手が眼前に置かれた道具を意志に反し強制的に使用してしまい，左手が意志を反映してこの運動を抑えこんだり道具を取り去ろうとしたりする現象である．道具の強迫的使用を呈する患者は前記の把握現象を伴う．責任病巣は前部帯状回や補足運動野を含む左前頭葉内側部と脳梁膝部である．利用行動[4]は，物品を提示するとつかみ利用してしまうものである．道具の強迫的使用との違いは，強迫的（強制的）ではなく，右手に限らず両手に出現することであるが，両者を必ずしも明確に区別できない場合もある．模倣行為[5]は，真似するように教示されて

232

いないが，患者は検者のジェスチャーを真似するものである．環境依存症候群[6]は，より複雑な日常生活場面において環境に依存して反応する現象である．この他にも，強制的言語応答，強制的音読，強制的うなずき，強制凝視などの報告がある．いずれも外部環境刺激への極端な隷属とまとめることができ，古くは磁性失行（magnetic apraxia）ともよばれた．

意図の抗争（conflict of intention）[7]とは，左右の手で拮抗する拮抗失行のレベルではなく，2つの意志が全身で拮抗する現象をいう．前記した症例でも左右の道のどちらに行くか迷っている．選択肢が2つ以上あると，どのように行動していいかわからなくなるのがこの症状の主体である．責任病巣は前頭葉内側部と脳梁損傷が想定される．

上記の症状は急性期や重症度が高い場合に出現するが，軽度の場合でも，周囲からの視覚や聴覚などの刺激に容易く反応してしまい，自らの行為/行動の一貫性がなくなることが多い．また，外的刺激ではなくとも日頃から慣れているルーチンである行為を変更できず，新たな状況に対応できないことも多い．

C. 前頭葉眼窩部

1）眼窩部損傷と社会性やモラルの問題

症例4　35歳男性　元事務員

もともと几帳面な性格であり，まじめに勤務していた．26歳時に海綿状血管腫による脳出血にて入院，開頭血腫除去術を施行した．出血部位は右側の前頭葉眼窩部と前頭極および尾状核が中心であり，被殻の一部と背外側部にも至っていた．HDS-R 26/30 と認知機能はそれほど低下を認めなかった．しかし脳出血後はずぼらとなり，気が向かないときは無断欠勤をするようになったため，解雇された．

日常生活では女性に大金をつぎ込み，消費者金融にて借金がかさんでいったが，本人は一向に反省しなかった．洗濯をしても汚いところを洗わずにいい加減であり，入浴も入るだけ，身体や髪を洗おうとしなかった．喫煙をしたあとの吸い殻はいくら注意されても片付けなかった．ジュースやお菓子を買っては自室にため込むが，飲まず/食べずに期限切れとなり腐っていた．テレビで放映されていることを自分

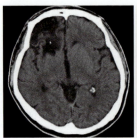
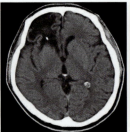
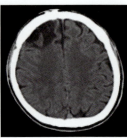

図4 前頭葉眼窩部損傷例の頭部 CT

の体験のように話してしまうことが多かった．例えば，高速道路で車が逆走した内容をテレビで放映していると，実際に自分が見たように話していた．役所や病院関連の書類の整理や区別が困難であり，受診に必要な書類を整理することができなかった．
図4に側頭葉眼窩部損傷例のCT像を示す．

2) 社会性やモラルの問題

　前頭葉眼窩部損傷では，たとえ一般的な神経心理検査では異常が認められなくとも，病前の行動から何らかの変化がみられることが多く，典型的には社会性やモラルの問題が生じる．前頭葉眼窩部損傷後には，浪費，余計な口出し，衛生観念の喪失，病的収集行動など行動における脱抑制や衝動的な行動が出現する．しかし一方で，社会不安障害や治療抵抗性うつ病が改善する場合もあり得る[8]．このように前頭葉眼窩部損傷後には社会性やモラルの問題を中心としたさまざまな行動の変化が認められるが，眼窩部の機能とは一体何なのであろうか．
　よく知られている理論としてソマティック・マーカー仮説がある[9]．意思決定が情動および身体に支えられていて，身体・情動と脳を切り離して考えることはできないという説である．前頭葉眼窩部（腹内側部）を中心としたネットワークは，過去における情動的負荷の高い出来事に関する長期記憶と，自律神経系の状態や情動や快・不快といった身体状態の連合を行うとされている．意思決定の際，ソマティック・マーカーは自動化された将来予測システムとして働き，直感のように多数のシナリオに対するふるいの役割をもち，自動的に危険でない適切なシナリオを検出する．し

がって，前頭葉眼窩面（腹内側部）の損傷では，意思決定に際してソマティック・マーカーが働かないため，罰を受ける可能性のある危険で衝動的な行動を選択する可能性が出現すると説明される．彼らは，目の前の見通しにのみ左右され，危険を冒し続けるなど，将来に対する近視眼（myopia for the future）があると述べている．

反事実的思考（counterfactual thinking）が困難であるという仮説もある．Camille ら[10]はギャンブリング課題を用いた研究において，前頭葉眼窩面損傷例は損をしたことに対する後悔がなかったことを示した．別の選択肢があったら結果はどうであったかという想像する能力は反事実的思考（counterfactual thinking）と言われているが，彼らは，別の選択肢を選んだ際の結果（イメージした行為の価値）を実際の状況と比べることができないことが前頭葉眼窩面損傷の特徴だと考えている．前頭葉眼窩面は，推論や計画に関わる前頭葉背外側部と情動にかかわる辺縁系やさまざまな感覚にかかわる脳部位と繋がっているが，損傷によってそれらを統合できないために反事実的思考が困難になるとしている．この説に従うと，単純な好き/嫌いといった感情よりも，後悔の念，罪悪感，安堵など反事実的思考が必要な高等感情と前頭葉眼窩面/腹内側部の関わりが深いと考えられる．

反事実的思考の困難さと上記のソマティック・マーカー仮説で言われている「将来に対する近視眼（myopia for the future）」とは，イメージした行動に関連する情動の想起が困難であるという点で類似する．前頭葉眼窩部損傷後に出現する社会的問題やモラルの問題は，行動の抑制が効かない脱抑制が一次的な問題ではなく，むしろ，イメージした行動に対する情動の想起困難が根本の機序なのかもしれない．病前の社会不安障害や治療抵抗性うつ病が改善する場合があり得るのは，過度な反事実的思考が減弱したと考えることもできる．

3）現実世界と内的世界の区別の困難さ

眼窩部やその周辺の損傷では，作話，現実検討能力の低下，地誌的失見当や重複記憶錯誤，機能の重複現象，人物誤認，テレビ現象などが出現することがある．これらの症状を，現実世界と内的世界の区別が困難であるという視点からみてみたい．Burgess[11]は前頭葉眼窩面の一部であるBrodmann 10 野の機能を内的世界と現実世界との間の通路（A gateway between mental life and the external world) であると提唱している. この説では，Broadmann 10 野は主観的に生み出された内的世界と外界の現実世界との調節を行っているという. この説に関連するものとして，Schnider[12]によって提唱された現実状況に照らしたフィルター理論がある. 彼は，前頭葉眼窩部が現在進行中の状況をモニターしていると考えている. すなわち，内的な記憶が活性化したときに現実状況に照らし合わせるフィルターが作動して，現在の状況と関係のない内的記憶であれば不活性化される. 一方で，現実状況と関係のある記憶のみが活性化される. しかし，損傷によって現実状況に照らしたフィルターがかからないと，現実状況と関連のない内的な記憶が現実として判断されてしまう. こうして関係のない内的な記憶内容が現実となり，作話や失見当につながるという.

　これらの説によると，前頭葉眼窩部には現実世界と内的世界を矛盾がないように一致させる機能があるといえるだろう. 作話，現実検討能力の低下，地誌的失見当や重複記憶錯誤，機能の重複現象，人物誤認などを説明できる可能性がある. また，これらの症状が出現している患者はしばしばものごとのカテゴリー化が困難である. 臨床的には家族の各自の洗濯カゴの下着の整理がごっちゃになるとか，ゴミ出しの日の区別がつかないとか，各種書類の整理が困難であるなどである. ものごとを整理して分別するには前頭葉の機能が欠かせないと考えられるが，筆者は眼窩部から前頭極付近に自発的なカテゴリー分類機能があると推測している.

4.　検査

　前頭葉症候群の検査は，主に背外側部と関わりの強い遂行機能障害が主体である. 検査はあるものの，その結果の解釈には十分に注意が必要である. まず，遂行機能の定義にも関わることであるが，他の認知機能が正常でないと遂行機能は低下するので，これらの検査の低下が本当に前頭葉症候群を反映しているかどうかは常に意識しなければならない. また，机上課題が日常生活へどれだけ反映するかという問題がある. 机上の検査の成績が良好であっても日常生活において遂行機能障害を認める例は少なくない. 以下の BADS，ウィスコンシンカード分類検査，FAB, TMT, Stroop に関しては，13 章「認知症」も参照していただきたい.

A. 遂行機能障害症候群の行動評価（BADS）[13]

　種々の問題解決課題を有機的に組み合わせ，日常生活場面に近く生態学的妥当性を有してさまざまな行動面を評価しうる机上検査である．新たな規則に対応する能力，問題解決能力，計画や系統化する能力，推論能力，数個の事項の処理能力が試される．

B. ウィスコンシンカード分類検査

　概念や心の構え（セット）を状況に合わせて変換する能力を測定する検査である．遂行機能のひとつである状況に応じた柔軟な解決能力と対応する．

C. Frontal Assessment Battery（FAB）

　概念化，語の流暢性，系列的な運動，葛藤指示課題，反応抑制課題，環境に対する被影響性の課題から成る．

D. Trail Making Test

　注意機能，視空間機能，遂行機能にまたがる検査である．特にB課題は数字とひらがなを交互に順に結ぶ検査であり，遂行機能と関連する注意の転換性や分配性や同時処理を測定する．

E. Stroop Test

　日常的な習慣化されたステレオタイプの反応の抑制能力を測定する検査である．遂行機能とも注意による抑制機能とも捉えられる．

　Stroopについては課題用紙をonline materialとして収載してある
▶付録 DATA 15-01．

F. 流暢性課題

　答えが1つとなる収束的思考と反対の発散的思考を測定する課題である．「し」などの語頭音で始まる単語を多く出す課題や，「動物」などの同カテゴリー内の単語を多く出す課題，特定の規則に従って多くのデザインを出す非言語課題などから成る．

5. 最近の研究

　背外側部に関しては，エピソード記憶に対する働きが明らかになってきた．側頭葉内側部のエピソード記憶に対する働きと比べて，前頭葉背外側部は複数の情報の組織化や関係性の構築，理由づけなどの機能をもつ．エピソード記憶を形成する際に情報の関連や理由づけや整理といった機能をもって，記憶形成を援助していると考えられている．決まりきった答えのある会話と比較して，柔軟なやり取りが要求される日常会話では，前頭葉背外側部が多用される．その場で最も必要な話題を持ち出して，一貫性のある話題を話すことも背外側部の機能である．また，ありのままの情報ではなく，必要に応じて意図的に言わないでおいたり，あるいは嘘をついたり騙す際にも背外側部の機能は必要である[14]．

　内側部は2つ以上の行為/行動の難易度を比べて推し量っているという説がある．行為/行動の開始・抑制・選択する際に，個体にとってどちらが大変であるか，どちらが認知的要求を必要とするか推し量っているという[15]．

　眼窩部に関する動物研究の結果からは，眼窩部は逆転学習，行動抑制，価値判断という眼窩部に関連する機能自体を行っているというよりは，目の前には存在せず，脳内で内的なイメージを用いシュミレーションする際にこれらの機能を担っているという考え方が主流となっている[16,17]．また，単なる過去や未来のイメージのみならず，知覚的に似ているが概念的に異なる物の区別も行っているという指摘もある[18]．

【文献】
1)船山道隆. 前頭葉損傷による神経心理学的症候. 神経心理学. 2015; 31: 116-25.
2)McCabe DP, Roediger HL, McDaniel MA, et al. The relationship between working memory capacity and executive functioning: evidence for a common executive attention construct. Neuropsychology. 2010; 24: 222-43.
3)森　悦郎, 山鳥　重. 左前頭葉損傷による病的現象―道具の強迫的使用と病的把握現象との関連について. 臨床神経. 1982; 22: 329-35.
4)Lhermitte F. 'Utilization behaviour' and its relation to lesions of the frontal lobes. Brain. 1983; 106: 237-55.
5)Lhermitte F. Human autonomy and the frontal lobes. Part I : Imitation and Utilization Behaviour: A neuropsychological study of 74 patiens. Ann Neurol. 1986; 19: 326-34.

6) Lhermitte F. Human autonomy and the frontal lobes. Part II: Patient behaviour in complex and social situations: The "Environmental Dependency Syndrome". Ann Neurol. 1986; 19: 335-43.

7) Nishikawa T, Okuda J, Mizuta I, et al. Conflict of intentions due to callosal disconnection. J Neurol Neurosurg Psychiatry. 2001; 71: 462-71.

8) Funayama M, Kato M, Mimura M. Disappearance of treatment-resistant depression after damage to the orbitofrontal cortex and subgenual cingulate area: a case study. BMC Neurology. 2016; 16; 198.

9) Damasio AR. Descartes' Error: Emotion, Reason and the Human Brain. New York: Putnam; 1004.

10) Camille N, Coricelli G, Sallet J, et al. The involvement of the orbitofrontal cortex in the experience of regret. Science. 2004; 304: 1167-70.

11) Burgess PW, Gilbert SJ, Dumontheil I. A gateway between mental life and the external world: Role of the rostral prefrontal cortex (area 10). 神経心理学. 2007; 23: 8-26.

12) Schnider A. Orbitofrontal reality filtering. Frontiers in Behavioral Neuroscience. 2013; 67: 1-8.

13) 鹿島晴雄, 監訳. 遂行機能障害症候群の行動評価法　日本版. 東京: 新興医学出版社; 2003.

14) Ito A, Abe N, Fujii T, et al. The contribution of the dorsolateral prefrontal cortex to the preparation for deception and truth-telling. Brain Research. 2012; 1454: 43-52.

15) Sheth SA, Mian MK, Patel SR, et al. Human dorsal anterior cingulate cortex neurons mediate ongoing behavioral adaptation. Nature. 2012; 488: 218-21.

16) Stalnaker T, Cooch NK, Schoenbaum G. What the orbitofrontal cortex does not do. Nat Neurosci. 2015; 18: 620-7.

17) Funayama M, Koreki A, Muramatsu T, et al. Impairment in judgement of the moral emotion guilt following orbitofrontal cortex damase. J Neuropsychol. 2018; doi; 10: 1111/jnp. 12158 [Epub ahead of print]

18) Wilson RC, Takahashi YK, Schoenbaum G, et al. Orbitofrontal cortex as a cognitive map of task space. Neuron. 2014; 81: 267-79.

〈船山道隆〉

Chapter 16
神経疾患に関連する情動障害および行動異常

Key Words
情動失禁，強制泣き/笑い，衝動制御障害，脱抑制，
常同行動

情動障害/行動異常の評価法

ベッドサイド
1. やる気スコア
2. 情動失禁
3. 強制泣き・笑い
> 付録 **DATA** 16-01a

検査室
1. NPI
2. J-QUIP
3. FrSBe

1.　はじめに

　高次脳機能障害の主要症状として，記憶，注意，遂行機能などの認知機能障害とならび，社会的行動の異常があげられる．社会的行動の異常には，意欲・発動性の低下，情動コントロールの障害，対人関係の障害，依存的行動，固執などが含まれる．社会的行動異常は一般には精神科領域で扱われることが多いが，大脳の器質的損傷によって生じることも稀でなく，そ

の評価は診断・治療上重要である．認知症においても，情動障害・行動異常は中核となる認知機能障害に随伴し，BPSD（behavioral and psychological symptoms of dementia）とよばれる．BPSD については本書の13章「認知症」も参照いただきたい．本章では器質的神経疾患における情動障害と行動異常について，その概念と評価法について症例を呈示して解説する．

2. 症候の概念と分類

心理学・精神医学領域では，恐怖，怒り，悲しみ，喜びなどを指して感情（affect）とよび，急激に起こる振幅の大きな一過性の感情を情動（emotion）とよぶ．また，中長期に持続する内面的な状態には気分（mood）という用語が用いられる．ある程度の期間にわたって気分の変調が持続する気分障害（mood disorder）には，うつ病，双極性障害など広範囲な精神的疾患が含まれる．情動の障害には，不機嫌，易怒性，爆発性，気分変動などが含まれる．

アパシーは興味や意欲の欠如と定義される．アパシーとうつ状態ではいずれも意欲や自発性の低下がみられるが，うつ状態では希死念慮，罪悪感，悲観，絶望などが認められるのに対して，アパシーではこれらを伴わない点がうつ状態とは異なる．うつ状態とアパシーは，その症候や治療反応性の違いなどから，病態や神経基盤が異なる独立したものと考えられている．

情動コントロール障害は，情動失禁，強制泣き・笑いなどの現象を包括する概念である．情動失禁は，感情の変化に過敏に反応してわずかな刺激に対して簡単に泣いたり笑ったり怒ったりし，感情の抑制が効かない状態である．強制泣き・笑いは悲しいことがないのに泣き・笑いの表情が不随意に出現してしまう症候である．おかしくないのに(時に悲しいのに)笑ってしまうなど，場にそぐわない情動反応がみられる．

行動異常には，暴力，衝動行為，常同行為，多動，食行動の異常，チック・汚言，性行動の異常などがあり，しばしば日常生活や社会生活に深刻な影響を与える．情動や行動の異常に関する概念は精神医学の長い歴史の中で検討されてきたものであるが，類似の症候が脳血管障害，頭部外傷，変性疾患など脳器質性疾患においてもみられることから，精神疾患で用いられる概念が援用されている．器質性疾患における精神症状は ICD-10 で

は器質性精神障害（organic, including symptomatic, mental disorders）と総称している.

3. 症候を起こす疾患，病巣対応

精神疾患における情動障害・気分障害・行動異常の病態・神経基盤についてはドパミン，セロトニンなどの神経伝達物質レベルでの異常やネットワークレベルでの異常など様々な説があるが未解明の部分が多い. 動物実験などで機能局在としては辺縁系が情動反応に重要な役割を演じていることが示されている. 例えば，サルの両側側頭葉を破壊すると，食べられるものと食べられないものの区別がつかず，食行動の異常，口唇傾向がみられ，ヘビなどの敵に対する警戒心がなくなり，性行動の異常がみられることが報告された(Klüver-Bucy 症候群)[1]. Lilly らはヒトにおける Klüver-Bucy 症候群 12 症例を報告した[2]. その原疾患は頭部外傷, Alzheimer 病（Alzheimer disease: AD），Pick 病，ヘルペス脳炎であったが，いずれも両側側頭極の病変がみられている.

器質性神経疾患で気分障害が臨床的に問題になることは少なくない. 脳卒中後の症例の約 20〜30％にうつ状態がみられることが知られており，post-stroke depression（PSD）とよばれる. 脳卒中のうつ状態と病変部位の関係については多くの検討がされており，左前頭前野と皮質下の結合の関連などが指摘されている[3]. また，脳卒中後には約 40％の症例で自発性の低下，動機の欠如により感情，情動，興味，関心が欠如した状態であるアパシーがみられることも指摘されている. 従来 PSD とよばれているものは，うつ状態ではなくアパシーが主体であるという議論もある. AD においても約半数でアパシーを認める. Parkinson 病では非運動症状としてうつ，アパシーのほかに，衝動制御障害（impulse control disorders: ICD）とよばれる行動障害がみられる[4]. Parkinson 病の ICD では，病的賭博・性欲亢進・買いあさり・むちゃ食いおよび punding（複雑な動作の常同的反復）など，特定の行為への衝動を抑えられずに繰り返す. これらの症状はドパミン作動薬の内服に関連して出現するためドパミン受容体の過剰刺激によると考えられている.

情動障害や行動異常は中枢神経 SLE（neuropsychiatric SLE）や橋本脳症など，膠原病や自己免疫疾患における神経症状においてもみられる. 抗

NMDA 受容体脳炎をはじめとした辺縁系脳炎は気分障害や行動異常を含む精神症状で発症し,しばしば精神疾患と誤診されるので注意が必要である.

てんかん部分発作の中に情動発作がある.側頭葉てんかんに多く,恐怖 (ictal fear),強い嫌悪感,既視感 (déjà vu) などを発作症状として示し,扁桃体の関与が指摘されている.しばしばパニック発作などと誤診される.情動発作で稀なものとして笑い発作 (gelastic seizure) がある.笑い発作は視床下部過誤腫によるてんかん発作の報告が多いが感情を伴わずに(楽しくない)発作的な笑いを生じる[5].

情動失禁,強制泣き・笑いなどの情動コントロール障害は多発脳梗塞,多発性硬化症,筋萎縮性側索硬化症,Alzheimer 型認知症,頭部外傷などの疾患において仮性球麻痺に関連して出現する[6].

前頭側頭型認知症においては情動障害・行動異常が症状の中核をなす.早期から礼節や道徳観念が失われ,社会ルールを無視し,反省がみられないことが特徴である.情動面では多幸状態がみられることが多く,冗談,多弁,ふざけ症がみられる一方で易怒性が目立つ症例もある.前頭葉症候群としての情動障害・行動異常については 15 章「前頭葉症候群」を参照されたい.

4. 症候の実際

症例 1　80 歳男性

【主訴】
体が動きにくい.日中寝てばかりいるようになった.

【現病歴】
3 年前から動作が遅くなった.2 年前から利き手の右手での箸の扱いが下手になり,1 年前からは右足をすって歩くようになった.元来,新聞を毎日丁寧に読み,社交的でしばしば友人と釣りや囲碁をする生活をしていたが,最近は部屋の中でじっとして過ごし昼寝をすることが増え,趣味の活動はほとんどしなくなってしまった.

【神経学的所見】
意識清明であるが,発語が少なく,仮面様顔貌である.全般に反応

が遅く，動作が乏しい．右上下肢，頸部の筋強剛を認めた．歩行は小刻みで軽度のすくみ足を認めた．
【神経心理学的検査】
　Mini-Mental State Examination（MMSE）29/30，Frontal Assessment Battery（FAB）13/18（語の流暢性1分間に3語，Go/No-Go課題で3回以上の間違い）．やる気スコア25/42（15以上をapathyありと評価）▶付録DATA 16-01a．
【まとめ】
　運動症状からパーキンソニズムは明らかで，この症例はHoen-Yahr 2度のParkinson病と診断された．右半身の固縮，歩行障害があるが，読書や囲碁ができないほどの重症度ではなく，趣味が中断したのはアパシーによるものと考えられた．

症例2　**16歳女性**

【主訴】
　面白くないのに勝手に笑ってしまう．
【現病歴】
　交通事故による頭部打撲で救急搬送された．受傷直後は重度の意識障害を認めたが約1カ月の経過で徐々に意識が回復．一時的に左不全片麻痺を認めたが，約3カ月のリハビリテーションで改善した．退院後は高校に復学できたが，授業中に面白くない状況で笑ってしまうことが続き，周囲からの理解を得られず自主退学となってしまった．
【神経学的所見】
　Snout反射が陽性で，下顎反射が亢進していた．仮性球麻痺による構音障害の他に，何かを話そうとすると爆発的な笑いが誘発されてしまい発話が完結できない症状が時折みられた．
【まとめ】
　びまん性軸索損傷により記憶障害，遂行機能障害の他に情動コントロール障害（強制笑い）が後遺症として残り，そのため社会生活に大きな支障をきたした症例である．

症例3　75歳男性

【主訴】

他人に配慮しなくなった，意欲がなくなった．

【現病歴】

3年前に他人の家の駐車場に立ち小便をしてしまいトラブルになった．1年半前から散歩の途中に隣家に勝手に入っては仏壇に線香をあげるようになり，家族や隣人が注意しても止められなかった．1年前からは散歩以外には何もしないで居眠りをすることが多くなった．

【神経学的所見】

意識は清明で診察には協力的だったが病識は欠如していた．会話は単調で相手が言った言葉をそのまま繰り返す反響言語が多くみられた．保続（新たな動作を行おうとした際に，意図に反して直前に行った動作を行ってしまう）や注意の易転導性（気が散りやすい）が目立った．両手に把握反射を認めた．

【まとめ】

行動異常および前頭部に強い脳萎縮がみられたことから行動障害を主体とする前頭側頭型認知症（frontotemporal dementia: FTD）と診断した．共感の欠如や脱抑制が目立ち，より複雑な情動反応が惹起されないことによって社会生活に破綻をきたした．

症例4　57歳男性

【主訴】

意欲の低下，動作緩慢，嗜好の変化，思いやりの欠如

【現病歴】

4年前より意欲低下が出現，2年前から動作緩慢が目立つようになり，画像所見から進行性核上性麻痺と診断された．1年前から甘い物を過度に好むようになり，夜中に隠れてアイスクリームを食べることが増えた．半年前には同居の妻が胆石発作を起こし緊急入院となったが，妻が腹痛で苦しんでいるのを無視して野球中継を見続けた．その後，歩行障害が悪化したが，行動異常のため家族関係がうまくいかず在宅介護をうけることができなくなってしまった．

【画像所見】

　脳血流検査では両側前頭葉を主体とする血流低下を認めた．DATスキャンでは左線条体背側でのドパミン神経機能異常を認めた．MIBG心筋シンチグラフィでは正常所見であった．

【神経学的所見】

　小声症・思考緩慢・無動が目立ち，軽度の眼球運動障害や姿勢保持障害も認めた．

【まとめ】

　FTD に類似した行動異常を合併した進行性核上性麻痺の症例であるが，この症例でも共感の欠如など社会的情動反応の障害から夫婦生活の危機に陥ってしまった．FTD は当初は非 Alzheimer 病理によって生じる疾患概念として提唱され前頭側頭葉変性症（frontotemporal lober degeneration，以下 FTLD）とよばれてきたが，その背景病理は多彩であり，現在は主としてタウ・TDP-43・FUS の 3 種類の異常蛋白を背景病理とすることが明らかになっている．異常蛋白としてタウの蓄積を認める場合をタウオパチーと総称するが，タウオパチーには進行性核上性麻痺や大脳皮質基底核変性症などパーキンソニズムを生じる疾患が含まれている．この症例のように運動障害で発症し，遅れて FTD の症状が加わってくることもある．

5. 情動障害・行動異常の検査法

　情動障害および行動異常の評価には，患者や家族からの病歴聴取や質問票が有用である．うつ状態では悲哀感・不眠・食欲低下や希死念慮を伴うことがアパシーとの大きな鑑別点になるが，器質性の神経疾患に伴ううつ状態では症候的にアパシーとの類似点が多く，日常臨床では診断に苦慮する場合も少なくない．うつ状態の評価にはハミルトンうつ病評価尺度，SDS（Zung Self-Rating Depression Scale），Beck Depression Inventory の他，Neuropsychiatric inventory（NPI）の「うつ・不快」の下位項目も有用である[7]．アパシーの評価には Starkstein の Apathy scale の日本語版である「やる気スコア」が利用可能である．認知症診療において

表1 大脳基底核病変では情動の低下を生じやすい

	Cortical dementia（Alzheimer 病）	Frontal-subcortical dementias（大脳基底核病変）
言語	初期から障害	発語量の減少
記憶	遅延再生・再認ともに障害	遅延再生での障害
視空間認知	初期から障害	障害
計算	障害あり	比較的保たれる
遂行機能	初期には保たれる	自発性や柔軟性が低下
精神運動	初期には保たれる	思考緩慢
異常運動	なし	様々あり，前傾姿勢
性格・行動	一般には保たれる	アパシー
気分	正常	うつが多い

Lishman's Organic Psychiatry 4th ed. 2009 より改変

アパシーやうつ状態は大脳基底核障害を伴う疾患に高率に認められることから，パーキンソニズムの有無に注意する必要がある **表1** [8].

Neuropsychiatric inventory（NPI）の下位項目の例

- 「無為・無関心」の下位項目:「患者さんは周囲のことに関心を失っていますか．物事を行うことに関心をなくしたり，新しいことを始めようとする気がなくなっていますか．会話や雑用に参加することが難しくなっていますか．無為あるいは無関心がありますか．」
- 「うつ・不快」の下位項目:「患者さんは，悲しそうだったり，落ち込んでいるように見えたり，そのように言ったりしますか．」
- 「脱抑制」の下位項目:「患者さんは深く考えず衝動的に行動するように見えますか．公衆の面前で通常行ったり言わないようなことを行ったり言ったりしますか．介護者や他人を困らせるようなことをしますか．」
- 「異常行動」の下位項目:「患者さんは歩き回ったり，繰り返しクローゼットや引き出しをあけたり，繰り返しつまみ上げたり，ひもや糸を巻きとったりしますか．」

Parkinson 病における衝動制御障害の評価は MDS-UPDRS の Part 1. に含まれる他，Questionnaire for Impulsive-Compulsive Disorders in Parkinson's Disease（QUIP）が広く用いられている　**>付録 DATA** 16-01b．本邦では田中らが邦訳した J-QUIP がある[9]．FTD でみられる脱抑制・常同行動の評価では，ベッドサイド検査としては模倣行為の評価や Frontal Assessment Battery（FAB）が有用であり[10]，家族からの病歴聴取では NPI の「脱抑制」や「異常行動」の下位項目が利用しやすい．他には Frontal Systems Behavior Scale（FrSBe）日本語版なども用いられることがある．また，後述する bvFTD 国際診断基準を念頭において病歴聴取および診察を行うことも重要である．

6. 最近の研究

FTD は症候学的に行動障害が前景に立つ場合と原発性進行性失語（primary progressive aphasia，以下 PPA）に大別され，前者は行動障害型前頭側頭型認知症（behavioral variant FTD，以下 bvFTD）とよばれ，後者はさらに非流暢/失文法型 PPA（nonfluent/agrammatic variant PPA: naPPA）と意味型 PPA（semantic variant PPA: svPPA）の 2 つに分けられる．これら 3 つの臨床病型はともに人格変化，行動障害，感情鈍麻やアパシーに加えて発話や言語の異常を生じやすいが，病巣の違いを反映して各症状の程度や出現する時間経過が大きく異なる．その他，一般的には右大脳半球の萎縮が目立つ場合には感情鈍麻や社会性の障害を伴いやすく，左大脳半球の萎縮が目立つ場合には言語障害が目立つという特徴が知られている．

bvFTD は性格変化および社会的行動の障害を主徴とする．初期には脱抑制，アパシーおよび共感の欠如などを高頻度に認め，その後に常同行動や保続，紋切り型の会話および食行動異常や衝動制御困難などを伴ってくる．病初期には記憶，行為，感覚および視空間認知機能などは保たれることが多く，一般的な認知機能検査では異常を検出しにくい．また，早期から病識の欠如を伴うことが多く，介護者への詳細な問診が早期診断の鍵となる．

bvFTD の診断基準としては，1998 年に Neary らによって FTLD の下位分類として狭義の FTD の臨床診断基準が提唱され，臨床・研究に大き

表2 bvFTD 国際診断基準の概要 David A, et al. Lishman's organic psychiatry: a textbook of neuropsychiatry. Wiley-Blackwell Pub; 2009.[8]

Ⅰ. 神経変性疾患であること
Ⅱ. Possible bvFTD（以下の 6 項目のうち 3 つ以上を満たす） 　A．早期からの脱抑制 　B．早期からのアパシーや怠惰 　C．早期からの同情/共感の欠如 　D．早期からの保続的/強迫的行動 　E．口唇傾向および食行動異常 　F．遂行機能障害を認める一方，記憶および視空間認知機能は比較的保たれる
Ⅲ. Probable bvFTD（以下の 3 項目すべてを満たす） 　A．Possible bvFTD の診断基準を満たす 　B．介護者への問診，Clinical Dementia Rating Scale や Functional Activities Questionnaire scores などで明らかな日常生活機能低下を認める 　C．画像検査で前頭葉や側頭葉前部の萎縮もしくは血流/代謝異常を認める
Ⅳ. Definite bvFTD 　A．Possible もしくは Probable bvFTD 基準を満たす 　B．生検もしくは剖検で FTLD の病理変化を認める 　C．FTLD の既知の遺伝子変異を有する
Ⅴ. 除外基準 　・他の神経疾患，内科疾患および精神疾患で説明できる 　・バイオマーカーが AD や他疾患を示唆する場合

な進歩をもたらした[11]．その後，早期診断における感度が低いという問題が次第に明らかとなり，あらためて 2011 年に Raskovski らによる bvFTD の国際診断基準が発表されるに至った[12]．この bv FTD 国際診断基準では，bvFTD の診断を大きく 3 段階で行うことが推奨されており，①まず臨床症候から possible bvFTD を選別し，②次に画像バイオマーカーを用い AD などの他疾患の除外を行うことで probable bvFTD を絞り込み，③最後に病理学的診断もしくは遺伝子診断によって definite bv FTD と診断確定する，とされている．この基準は臨床の現場でも利用しやすいものとなっており，認知症診療を行う上で熟知しておく必要がある 表2．

　国際診断基準の登場によって bvFTD の早期診断が可能となったものの，最近では精神疾患や他の認知症疾患との鑑別に苦慮する症例が新たな問題となっている．これは bvFTD phenocopy syndrome とよばれており，bvFTD の臨床症候を示す一方で認知症へ進展せず ADL 障害もそれほ

ど目立たない一群とされ，ほとんどが男性で，一部症候が改善する場合がある．真の bvFTD との違いとしては，遂行機能障害があっても軽度であること，記憶や社会的認知機能が保たれること，明らかな脳萎縮や代謝異常を欠くこと，などが指摘されている．bvFTD phenocopy syndrome の原因としては Asperger 症候群や気分障害などとの関連が指摘されているものの，現時点では明らかでない．

　また前述のように，これまでは運動障害を主徴とする疾患として捉えられてきた進行性核上性麻痺や大脳皮質基底核変性症といった神経変性疾患において FTD 類似の行動異常を認めることが明らかとなり，相次いで臨床診断基準案が提唱されている[13,14]．今後は情動障害や行動異常などの精神症状にも着目しながら神経疾患を見直していく必要があるだろう．

【文献】

1) Klüver H, Bucy PC. Preliminary analysis of functions of the temporal lobes in monkeys. 1939. J Neuropsychiat Clin Neurosci. 1997; 9: 606-20. Epub 1998/02/03.

2) Lilly R, Cummings JL, Benson DF, et al. The human Kluver-Bucy syndrome. Neurology. 1983; 33: 1141-5. Epub 1983/09/01.

3) Vataja R, Pohjasvaara T, Leppavuori A, et al. Magnetic resonance imaging correlates of depression after ischemic stroke. Archives of general psychiatry. 2001; 58: 925-31. Epub 2001/11/01.

4) Weintraub D, Siderowf AD, Potenza MN, et al. Association of dopamine agonist use with impulse control disorders in Parkinson disease. Archives of Neurology. 2006; 63: 969-73. Epub 2006/07/13.

5) Davison C, Keiman H. Pathological laughing and crying. Arch Neurol Psychiat. 1939; 42: 595-643.

6) Work SS, Colamonico JA, Bradley WG, et al. Pseudobulbar affect: an under-recognized and under-treated neurological disorder. Advances in therapy. 2011; 28: 586-601. Epub 2011/06/11.

7) Cummings JL, Mega M, Gray K, et al. The Neuropsychiatric Inventory: comprehensive assessment of psychopathology in dementia. Neurology. 1994; 44: 2308-14. Epub 1994/12/01.

8) David A, Lishman W. David A, Lishman W, editors. Lishman's organic psychiatry: a textbook of neuropsychiatry. Chichester, UK Hoboken, NJ: Wiley-Blackwell Pub; 2009.

9) Tanaka K, Wada-Isoe K, Nakashita S, et al. Impulsive compulsive behaviors in Japanese Parkinson's disease patients and utility of the Japanese version of the Questionnaire for Impulsive-Compulsive Disorders in Parkinson's disease. J Neurol Sci. 2013; 331: 76-80.

10) Dubois B, Slachevsky A, Litvan I, et al. The FAB: a Frontal Assessment Battery at bedside. Neurology. 2000; 55: 1621-6.

11) Neary D, Snowden JS, Gustafson L, et al. Frontotemporal lobar degeneration: a consensus on clinical diagnostic criteria. Neurology. 1998; 51: 1546-54.

12) Rascovsky K, Hodges JR, Knopman D, et al. Sensitivity of revised diagnostic criteria for the behavioural variant of frontotemporal dementia. Brain. 2011; 134 (Pt 9): 2456-77.
13) Hoglinger GU, Respondek G, Stamelou M, et al. Clinical diagnosis of progressive supranuclear palsy: The movement disorder society criteria. Mov Disord. 2017; 32: 853-64.
14) Armstrong MJ, Litvan I, Lang AE, et al. Criteria for the diagnosis of corticobasal degeneration. Neurology. 2013; 80: 496-503.

〈馬場　徹，小林俊輔〉

付録 DATA ―Online Material 素材一覧表―

>付録 DATA 資料ファイル　　**>付録 DATA** 動画・音声ファイル

Chapter 1．認知機能の診察と所見の解釈

>付録 DATA 01-01　NIHSS（National Institute of Health Stroke Scale）

Chapter 2．失語症

Broca 失語の例
- **>付録 DATA** 02-01a　音声 1
- **>付録 DATA** 02-01b　音声 2
- **>付録 DATA** 02-01c　音声 3
- **>付録 DATA** 02-01d　音声 4
- **>付録 DATA** 02-01e　音声 5

Wernicke 失語の例
- **>付録 DATA** 02-02a　音声 1
- **>付録 DATA** 02-02b　音声 2
- **>付録 DATA** 02-02c　音声 3
- **>付録 DATA** 02-02d　音声 4
- **>付録 DATA** 02-02e　音声 5
- **>付録 DATA** 02-02f　音声 6

伝導失語の例
- **>付録 DATA** 02-03a　音声（自発話）
- **>付録 DATA** 02-03b　音声（復唱）

失語の簡易検査
- **>付録 DATA** 02-04a　失語の簡易検査
- **>付録 DATA** 02-04b　失語症　簡易検査　呈示刺激

Chapter 3．失読・失書

読み書き障害の掘り下げ検査（記録用紙，問題提示 2 種）
- **>付録 DATA** 03-01a　記録用紙
- **>付録 DATA** 03-01b　問題呈示
- **>付録 DATA** 03-01c　問題呈示

Chapter 4．発語失行

>付録 DATA 04-01　発語失行の例　状況画説明

Chapter 5. 失行とその周辺症候

> **付録 DATA** 05-01a　失行の例　動画
> **付録 DATA** 05-01b　失行の簡易検査例

Chapter 6. 聴覚性失認

環境音認知の簡易検査

> **付録 DATA** 06-01a　簡易環境音検査　説明
> **付録 DATA** 06-01b　簡易環境音検査　図

簡易環境音検査

> **付録 DATA** 06-02a　sound 1
> **付録 DATA** 06-02b　sound 2
> **付録 DATA** 06-02c　sound 3
> **付録 DATA** 06-02d　sound 4
> **付録 DATA** 06-02e　sound 5
> **付録 DATA** 06-02f　sound 6
> **付録 DATA** 06-02g　sound 7
> **付録 DATA** 06-02h　sound 8
> **付録 DATA** 06-02i　sound 9
> **付録 DATA** 06-02j　sound 10
> **付録 DATA** 06-02k　sound 11
> **付録 DATA** 06-02l　sound 12
> **付録 DATA** 06-02m　sound 13
> **付録 DATA** 06-02n　sound 14
> **付録 DATA** 06-02o　sound 15
> **付録 DATA** 06-02p　sound 16
> **付録 DATA** 06-02q　sound 17
> **付録 DATA** 06-02r　sound 18
> **付録 DATA** 06-02s　sound 19
> **付録 DATA** 06-02t　sound 20

その他の環境音音源

> **付録 DATA** 06-03a　1　川のせせらぎ
> **付録 DATA** 06-03b　2　吹雪
> **付録 DATA** 06-03c　3　落雷
> **付録 DATA** 06-03d　4　のこぎり
> **付録 DATA** 06-03e　5　釘打ち
> **付録 DATA** 06-03f　6　柱時計　時報
> **付録 DATA** 06-03g　7　電話ベル
> **付録 DATA** 06-03h　8　赤ちゃん笑声
> **付録 DATA** 06-03i　9　足音
> **付録 DATA** 06-03j　10　鹿おどし

>付録 DATA 06-03k	11	ラッパ
>付録 DATA 06-03l	12	いぬの泣き声
>付録 DATA 06-03m	13	うぐいす
>付録 DATA 06-03n	14	ミンミンゼミ

Chapter 7. 構成障害

| >付録 DATA 07-01 | 構成障害の簡易検査 |

Chapter 8. 視覚性失認，カテゴリー特異的失認

>付録 DATA 08-01a	視覚認知簡易検査
>付録 DATA 08-01b	Dorr_InvestOphthalmolVisSci_2013
>付録 DATA 08-01c	先天性相貌失認質問票

Chapter 9. 半側空間無視

>付録 DATA 09-01a	線分二等分試験
>付録 DATA 09-01b	抹消試験検査用紙
>付録 DATA 09-01c	花の絵の模写検査用紙
>付録 DATA 09-01d	FIM 評価表用紙
>付録 DATA 09-01e	Catherine Bergego Scale 日本語版

Chapter 10. 地誌的失見当

| >付録 DATA 10-01 | 地誌的失認の簡易検査 |

Chapter 11. 病態失認

>付録 DATA 11-01a	病態失認の重症度評価 Cutting
>付録 DATA 11-01b	病態失認の評価 Feinberg
>付録 DATA 11-01c	病態失認評価 Patient Competency Rating（患者用）
>付録 DATA 11-01d	病態失認評価 Patient Competency Rating（家族用）

Chapter 12. 記憶障害

| >付録 DATA 12-01a | Rey-Osterrieth Complex Figure Test |
| >付録 DATA 12-01b | Rey-Osterrieth Complex Figure Test 採点表 |

Chapter 13. 認知症

| >付録 DATA 13-01a | 認知症性疾患の診断基準 |
| >付録 DATA 13-01b | 認知症検査ガイド |

Chapter 14. 脳梁症候群

>付録 DATA 14-01a	補足資料　両耳分離聴能検査; Dichotic listening test の使い方
>付録 DATA 14-02a	両耳分離聴能検査用単音　Zip ファイル: 下記 14-02a-01〜14-02a-25 一括
14-02a-01	01_ba
14-02a-02	02_baga
14-02a-03	03_baka
14-02a-04	04_bapa
14-02a-05	05_bata
14-02a-06	06_ga
14-02a-07	07_gaba
14-02a-08	08_gaka
14-02a-09	09_gapa
14-02a-10	10_gata
14-02a-11	11_ka
14-02a-12	12_kaba
14-02a-13	13_kaga
14-02a-14	14_kapa
14-02a-15	15_kata
14-02a-16	16_pa
14-02a-17	17_paba
14-02a-18	18_paga
14-02a-19	19_paka
14-02a-20	20_pata
14-02a-21	21_ta
14-02a-22	22_taba
14-02a-23	23_taga
14-02a-24	24_taka
14-02a-25	25_tapa
>付録 DATA 14-02b	単音一覧表
>付録 DATA 14-03a	両耳分離聴能検査用単語　Zip ファイル: 下記 14-03a-01〜14-03a-30 一括
14-03a-01	DL_1
14-03a-02	DL_2
14-03a-03	DL_3
14-03a-04	DL_4
14-03a-05	DL_5
14-03a-06	DL_6
14-03a-07	DL_7
14-03a-08	DL_8

14-03a-09	DL_9
14-03a-10	DL_10
14-03a-11	DL_11
14-03a-12	DL_12
14-03a-13	DL_13
14-03a-14	DL_14
14-03a-15	DL_15
14-03a-16	DL_16
14-03a-17	DL_17
14-03a-18	DL_18
14-03a-19	DL_19
14-03a-20	DL_20
14-03a-21	DL_21
14-03a-22	DL_22
14-03a-23	DL_23
14-03a-24	DL_24
14-03a-25	DL_25
14-03a-26	DL_26
14-03a-27	DL_27
14-03a-28	DL_28
14-03a-29	DL_29
14-03a-30	DL_30

付録 DATA 14-03b　単語一覧表

Chapter 15.　前頭葉症候群

付録 DATA 15-01　Stroop 課題検査用紙

Chapter 16.　神経疾患に関連する情動障害および行動異常

付録 DATA 16-01a　やる気スコア
付録 DATA 16-01b　Weintraub D, et al. MovDisord. 2012; 27: 242-7.

索　引

あ行

アイコン	29
アパシー	225, 242
意識障害	1
移乗動作	139
車椅子からベッド	138
一次聴覚野	95
一過性てんかん性健忘	178
意図の抗争	216, 233
意味	2, 3, 19, 20
意味記憶	4, 169
意味性認知症	16, 199
インタープリター	219
インデックス	29
ウィスコンシンカード分類検査	237
うつ状態	242
運動失語	23
運動中枢	23
運動無視	136
運動優位型	132
エピソード記憶	168
遠隔記憶	170
遠隔記憶障害	178
起き上がり動作	137
音韻	2, 3, 18
音韻失読/失書	54

か行

解釈	19
解釈装置	219
外側毛体	95
改訂版ウェクスラー記憶検査	174
概念	18, 27
概念知識	4

海馬	175
灰白隆起動脈	177
海馬傍皮質	175
解離性健忘	179
下丘	95
カテゴリー特異的視覚性失認	119
感覚失語	23
感覚性失音楽症	93
感覚中枢	23
環境音失認	93
環境音認知検査	90
喚語困難	8
感情	242
観念	18
観念運動性失行	74, 76, 78
観念性失行	74, 76, 78
間脳	176
幹部	208
記憶	2, 3
記憶痕跡	174
記憶障害	167
記憶の情報理論	
（記憶の3段階理論）	173
記号	18
擬人化	159
拮抗性失行	215
機能的自立度評価法	145
技能の学習	169
記銘	173
逆向性記憶	170
嗅周皮質	175, 176
嗅内皮質	175, 176
強制泣き・笑い	242
局在論	24
近時記憶	170

近時記憶障害	180
空間性失書	52
空間認知	2, 8
空想作話	179
口・舌・顔面失行	74
くも膜下出血	177, 181, 182
軽度認知障害	189
血管性認知症	188
言語	2, 3, 4, 16
顕在記憶	169
健忘失語	21
構音	2, 3
交叉触点定位	213, 214
格子細胞	183
構成失行	74, 98
構成失書	53
構成障害	97
行動異常	241
行動検査	141
行動障害型前頭側頭型認知症	200, 249
後部帯状回	153, 178
語音聴力検査	89
語義	19, 20
語義失語	28
呼称障害	8, 209
個人的意味記憶	169
孤発性の失読/失書	47
孤立性逆向性健忘	179
コリン作動性ニューロン	177
コルサコフ症候群	159
コントラスト感度	122

■ さ行

再認記憶	174
作話	179, 181, 182, 236
視覚情報処理過程	112
視覚性運動失調	74
視覚性失認	111
視覚性探索	232
視覚認知	2-4

時間的脈絡	178, 179, 182
色覚	122
視床	176
視床前核	176
視床内背側核	176
視床傍正中動脈	177
姿勢観察	140
肢節運動失行	74, 77
失語	1, 22
失行	71, 74
失行性失書	52
失語症	16
失語性失読/失書	52
失タイプ	58
失読失書	45, 47, 50
嫉妬妄想	191
膝部	208
疾病無関知	158
自伝的記憶	179
社会的行動異常	241
自由再生	174
手指行為の模倣	99
純音聴力検査	89
純粋語唖	24
純粋語聾	24, 92
純粋失書	47, 49
純粋失読	47
上オリーブ核	95
情動	242
常同行動	191
情動失禁	242
情動障害	241
衝動制御障害	243
情動発作	244
食事場面での器の見落とし	137
進行性核上性麻痺	251
進行性非流暢性失語	16, 68
深層失読/失書	55
身体失認	158
身体パラフレニア	158

シンボル	19, 22	着衣動作	139
遂行機能	2, 3, 5	注意	3
遂行機能障害	228	注意性失読	52
遂行機能障害症候群の行動評価	237	抽象的態度	28
図形模写	99	中心前回	63
正常圧水頭症	197	聴覚性失認	86, 91
楔前部	153	聴覚の伝導路	86
線維連絡に基づいた病巣分析	146	鳥瞰図	150
前向性記憶	170	長期記憶	168
前交通動脈	177, 179, 181	聴神経	94
潜在記憶	169	聴性脳幹反応	94
先天性相貌失認	120	聴皮質	95
前頭前皮質	176	超皮質性運動性失語	21, 24
前頭側頭型認知症	16, 161, 189	超皮質性感覚性失語	21, 24
前頭側頭葉変性症	16	聴放線	95
前頭葉眼窩皮質	178	陳述記憶	168
前頭葉眼窩面	182	通常検査	141
前脳基底部	177, 179, 182	手掛かり再生	174
線分二等分課題	144	伝導失語	21, 23, 26
想起	173	統覚型視覚性失認	115
相貌失認	119, 152	道具的機能	27
相貌認知障害	212	道具の強迫的使用	75, 215, 232
側頭葉てんかん	178	統合型視覚失認	118
ソマティック・マーカー仮説	234	動作観察	141

■ た行

		到達動作	75
		同名性半盲	134
対象・物体認知	2	当惑作話	179
対象/物体の同定能力	8	取り繕い現象	190
帯状束	178		

■ な行

大脳皮質基底核変性症	251	内耳	94
タキストスコープ	210	内側膝状体核	95
立ち去り行動	191	内側側頭葉	175
脱抑制行為	191	日常生活記憶	175
他人の手徴候	215	乳頭体	176
短期記憶	168	認知機能	1
知覚型視覚性失認	115	認知コントロール	6
知覚優位型	132	認知症	1
逐字読み	48	認知ドメイン	2
地誌的失見当	150	脳弓	177
着衣失行	74		

脳梁	206, 208
脳梁性失行	77, 212
脳梁性無視	213
脳梁膨大部後域	178
脳梁離断術	216
脳梁離断症候群	206, 207, 209

■ は行

把握現象	232
把握動作	75
背側視覚(経)路	8, 114
白質	17
把持/貯蔵	173
場所細胞	183
長谷川式簡易知能評価スケール	191
発語失行	21, 24, 61, 74
汎性注意	2, 10
半側空間無視	98, 129
責任病巣	135
半側身体失認	136
範疇化	18
皮質	17
非失語性の失読/失書	47
皮質聾	92
非所属感	159
左側からの声掛けに対する反応	140
左視野の失読	209
左手	
失行	212
失書	211
触覚性呼称障害	210
触覚性失読	210
左耳刺激の言語音消去現象	211
左半側空間無視	
身体に対する	136
心的表象水準における	133
非陳述記憶	169
紐二等分課題	140
標準高次視知覚検査	123

標準高次視知覚検査　熟知相貌検査	
第2版	123
標準高次動作性検査	82
病巣	17
表層失読/失書	54
表層失読	200
病態失認（片麻痺に対する）	135
非流暢/失文法型原発性進行性失語	69
腹側視覚(経)路	8, 113
プライミング	169
振り向き現象	190
吻部	208
分離脳	216
変性性認知症	188
片麻痺嫌悪	159
忘却促進現象	178
方向性注意機能	130
膨大部	208

■ ま行

マイネルト基底核	177
街並み失認	119, 151
抹消課題	144
右視野の形態認知	212
右手	
構成障害	213
半側空間無視	213
道順障害	151
無視性失読	52
メタ認知	164, 165
模写課題	144
もの盗られ妄想	191
模倣行為	75

■ や行

やる気スコア	247
余剰幻肢	159
読み書き障害の神経学的分類	46
読み書きの認知神経心理学的分類	53

ら行

リバーミード行動記憶検査	175
流暢性課題	237
利用行動	75, 215
両耳分離聴能検査	211
レム睡眠行動障害	190
連合型視覚性失認	116
老年性難聴	86, 89
ロゴペニック型失語	16

わ行

ワーキングメモリー	6, 229
我が道を行く行動	191
枠組みに基づいた症状分類	131

A

ADAS（Alzheimer's disease assessment scale）	172
ADL 評価	145
affect	242
allocentric left neglect	131
Alzheimer 型認知症	188
Alzheimer 病	16, 97, 178, 180
anosodiaphoria	158
Anton 症候群	158, 159
AOS（apraxia of speech）	61
aphasia	22
aphemia	21, 24
asomatognosia	158
ataxie optique	75, 78

B

BADS	237
Barthel index	145
BIT 行動性無視検査日本版	141
body-centered left neglect	131
BORB（Birmingham object recognition battery）	123

BPSD（behavioral psychological symptoms of dementia）	186
Broca 失語	21, 22, 25
Brodmann の脳地図	152
bvFTD phenocopy syndrome	251
bvFTD 国際診断基準	250
bvFTD（behavioral variant frontotemporal dementia）	201, 203

C

callosal apraxia	212
callosal neglect	213
Catherine Bergego scale	145
CDT（clock drawing test）	192
color perception	122
compulsive manipulation of tools	215
conflict of intensions	216
contrast sensitivity	122
cross-replication of hand postures	213, 214
crossed-point localization	213, 214

D

diagonistic apraxia	215
dichotic listening	211
disturbed ownership	159
DLB	198
dorsal visual pathway	114
dystypia	58

E・F

egocentric disorientation	154
egocentric left neglect	131
emotion	242
environmental agnosia	119
extrapersonal left neglect	131
FAB（frontal assessment battery）	237
FIM（functional independence measure）	145
FrSBe（frontal systems behavior scale）	249

G・H・K

grid cells	183
HDS-R	191
Heschel 回	95
kinesthetic hallucination	159
Klüver-Bucy 症候群	243

L・M・N

landmark agnosia	119
letter-by-letter reading	48
Lewy 小体型認知症	97, 189
logopenic progressive aphasia	13
Marchiafava-Bignami 病	216
Marie	21
MBEA	91
MCI（mild cognitive impairment）	189
misoplegia	159
MMSE（mini-mental state examination）	12, 191
nfvPPA（non-fluent/agrammatic variant PPA）	69
NIHSS（national institute of health stroke scale）	12
NPI（neuropsychiatric inventory）	247

O・P・Q

optische ataxie	75
Papez 回路	5, 176
peripersonal left neglect	131
personal neglect	132, 158
personification	159
place cells	183
PNFA（progressive non-fluent aphasia）	68, 202
prosopagnosia	119
QUIP（questionnaire for impulsive-compulsive disorders in Parkinson's disease）	249

R・S・T・U

RBD（rapid eye movement sleep behavior disorder）	190
RBMT（rivermead behavioral memory test）	175
Rey-Osterrieth の複雑図形	100
Schreibendes Lesen	48
SD（semantic dementia）	199
Seashore test	91
SLTA	56
somatoparaphrenia	158
split brain	216
stimulus-centered left neglect	131
strategic single infarct dementia	196
Stroop test	237
supernumerary phantom limb	159
The 20-item prosopagnosia index	123
trail making test	237
utilization behavior	215

V・W

ventral visual pathway	113
VOSP（visual object and space perception battery）	123
VPTA-FFT ver.2（visual perception test for agnosia famous face test version 2）	123
VPTA（visual perception test for agnosia）	123
WAB	56
WAB 失語症検査（日本語版）	82
Wernicke-Korsakoff 症候群	176, 179
Wernicke-Lichtheim（W-L）の図	23
Wernicke 失語	21, 25
WMS-R（Wechsler memory scale-reviced）	174

実践　高次脳機能障害のみかた　　　©

発　　行　2019 年 12 月 5 日　　　1 版 1 刷

編著者　小　林　俊　輔

発行者　株式会社　中外医学社

代表取締役　青　木　　滋

〒 162-0805　東京都新宿区矢来町 62
電　　話　　03-3268-2701(代)
振替口座　　00190-1-98814 番

印刷・製本/三報社印刷（株）　　　　　〈MS・YI〉
ISBN 978-4-32844-0　　　　　　　Printed in Japan

JCOPY ＜(社)出版者著作権管理機構　委託出版物＞

本書の無断複製は著作権法上での例外を除き禁じられています．
複製される場合は，そのつど事前に，(社)出版者著作権管理機構
（電話 03-5244-5088，FAX 03-5244-5089，e-mail: info@jcopy.
or.jp）の許諾を得てください．